마음이 가벼워지는 동요 테라피

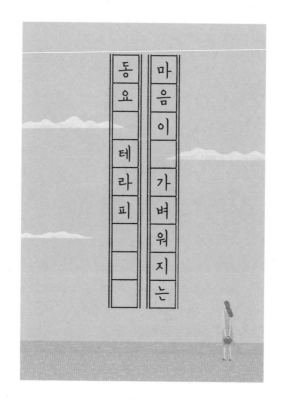

야마니시 도시히로 감수 및 편저
정창열 · 미카미 유우코 옮김

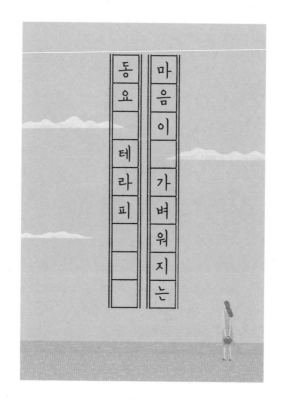

21세기북스

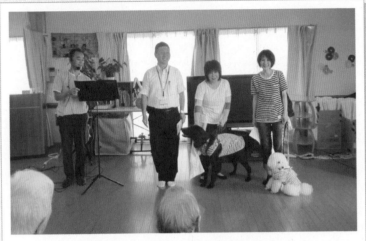

양로원 위문 음악회를 시작하기 전에 한 말씀 드리며

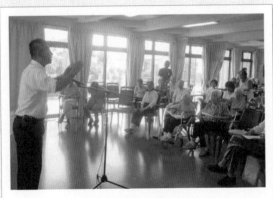

동요 테라피를 시작하기 직전

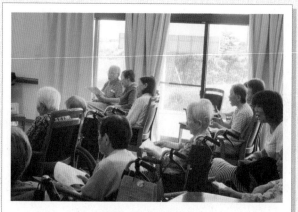

평온한 오후에 다 같이 모여

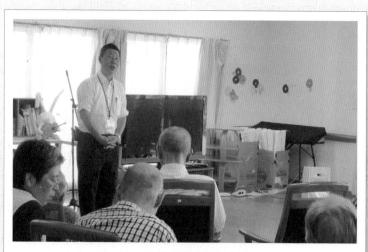

옛 시절의 향수를 불러일으키는 동요를 들으며

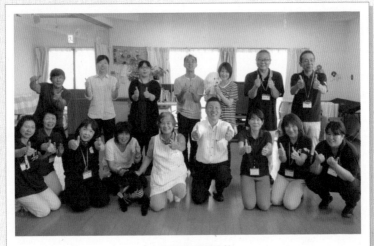

스태프와 함께 '엄지 척'

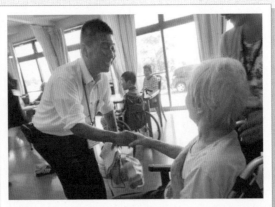

감사 인사와 함께 악수를 나누며, 또 만날 수 있기를…

'패망 후 일본은 사과와 귤에서 시작되었다.' 이 말은 음악 평론가들이 음악의 역사를 이야기할 때 상투적으로 쓰는 말입니다.

여기서 말하는 '사과'는 2차 대전 이후의 대표적인 유행가 〈사과의 노래〉를 가리키며, '귤'은 전 국민이 즐겨 부른 동요 〈귤꽃 피는 언덕〉을 가리킵니다. 〈귤꽃 피는 언덕〉의 작곡가인 제 조부는 생전에 '동요는 마음의 간식'이라는 신조를 갖고 계셨습니다. 주식主食인 학교 교육(창가)으로 채울 수 없는 '마음의 양식'을 채우는 것이 동요라고 늘 말씀하셨습니다. 동요를 사랑해 온 노년층은 마치 메마른 현대사회를 치유하려는 듯 동요를 흥얼거립니다. 동일본 대지진 직후의 재난 지역에서는 누가 먼저랄 것도 없이 노래를 부르는 모습이 자주 목격되었습니다.

공립 돗토리환경대학교의 야마니시 도시히로 씨가 동요를 심리 치료 분야에 활용할 수 있도록 연구하고 있다는 사실을 이번에 알게 되었습니다. 막연하게만 느껴지던 동요의 매력을 분석하여 새롭게 접근하고자 하는 이 책의 취지에 적극 동의하고 기대해 마지않으며 이것으로 추천의 글을 대신합니다.

오토와 유리카고회 회장
작곡가 · 음악 교육가 3대손
가이누마 미노루

저는 아이가 태어나자 바로 그림책과 동요를 떠올렸습니다. 아이가 동요의 아름다운 언어와 멜로디가 자아내는 정서를 마음에 새기며 살아갔으면 좋겠다는 바람에서였습니다.

그래서 아이가 네 살이 될 때까지 그림책 1만 권, 동요 1만 곡을 들려주기로 마음먹었습니다. 이렇게 하려면 매일 책 10권을 읽어 주고, 노래 10곡을 불러 주어야 합니다.

그런데 놀랍게도 아이들에게 동요를 불러 주면 어린 시절 느꼈던 고향의 봄, 여름, 가을, 겨울과 아버지와 어머니의 정겨운 목소리, 밥 짓는 냄새와 맛, 그리고 그 시절의 행복했던 순간들이 떠올랐습니다.

야마니시 도시히로 선생이 동요로 심리 치료를 한다고 들었을 때 제가 아이들과 함께 틈틈이 동요를 듣고 부를 때마다 저도 모르게 스스로 마음을 치유하고 있었다는 사실을 깨닫게 되었습니다.

이 책에 실린 많은 동요들의 제목만 보아도 마치 타임캡슐을 연 것처럼 어린 시절의 고향 풍경과 부모님의 사랑을 느끼는 건 저만이 아닐 겁니다.

이 책은 지금 이 시대의 아이들이 동요를 마음속에 간직하게 해줄 뿐만 아니라 노년층은 물론 인생의 고민으로 방황하는 많은 사람들이 동요를 통해 다시 태어날 수 있도록 해주는 훌륭한 지침서가 될 것이라고 생각합니다.

'사토 엄마'
사토 료코

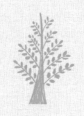

차
례

햇살의 집에서 · 4
추천의 글 · 7
프롤로그 · 12
동요 테라피란? · 14
이 책의 사용법 · 16

[이론편]

제1장 | 왜 지금 동요인가? · 18

동요, 마음이 가는 노래 | 부모와 자녀를 이어주는 동요
자녀 교육의 대가가 입증한 동요의 교육 효과

제2장 | 기억에 새겨진 동요 · 27

어머니가 불러 주신 자장가 | 절로 웃음 짓게 만드는 '추억'의 노래
첫사랑의 기억을 담은 유머레스크 | 절대 음감을 갖게 한 동요
동요가 바꿔 놓은 삶

제3장 | 동요 100년의 역사 · 38

1800년대 후반까지: 전래 동요와 문부성 창가
1900년대 초반: 동요 운동의 시작 | 1920년대 중반: 전쟁과 동요
1940년대 중반: 동요의 대유행 | 현재: 음악 범람의 시대

제4장 | 동요 교육의 실상 · 48

초등학교 동요 교육의 변천 | 동요 교육의 축소
동요는 저학년 아이들의 전유물?
교육 현장에서도 드러나는 애니메이션 삽입곡의 인기
동요 교육은 인성 교육의 근간

제5장 | 뇌과학으로 알아보는 동요의 힘 · 60

좌뇌와 우뇌의 관계 | 음악과 뇌의 관계
동요의 기억은 무한대 | 치매 치료에 활용되는 음악 요법

제6장 │ 심리 요법에 활용되는 동요 · 67

음악을 받아들이는 방법이 다른 어른과 어린이 │ 동요를 이용한 그림책 테라피
그림책 테라피와 동요는 찰떡궁합 │ 들으면서 치료하는 동요 요법

제7장 │ 아들러 심리학의 활용 · 78

'아들러 심리학'이란? │ 나를 변화시키는 다섯 가지 키워드

[실천편]

제8장 │ 동요 테라피 8단계 · 88

1단계 – 서로 마주보고 기맥이 통하게 한다
2단계 – 크게 세 번 심호흡을 한다
3단계 – 동요를 듣고 옛 일을 떠올린다
4단계 – 강사가 대화 주제를 제시한다
5단계 – 아무나 먼저 주제에 맞게 대화를 시작한다
6단계 – 서로 번갈아 가며 1~5단계를 반복한다
7단계 – 다시 기맥이 통하게 하고 웃으며 악수한다
8단계 – 다른 사람으로 상대를 바꾸어 진행한다

제9장 │ 동요 테라피가 일으킨 반향 · 104

신문에 소개된 동요 테라피 │ 동요 테라피 체험자들의 소감

제10장 │ 마음을 치유하는 동요 명곡 44선 – 가사와 해설 · 118

사계절을 느낄 수 있는 노래 │ 고향을 그리워하는 노래
각 지방 고유의 노래 │ 옛 이야기 속의 노래 │ 옛 동요 │ 자연에 대한 노래
동물에 대한 노래 │ 노동의 소중함에 대한 노래

부록 CD 수록곡 목록 및 편곡자의 말 · 157
동요 사진첩 · 160
에필로그 · 166
참고 문헌 · 170

♪ 노을에 비추인 산 단풍 ♪

어릴 적 부르고 들었던 동요를 어른이 된 지금도 여전히 듣고 계신가요? 옛 추억을 떠올리며 그때 그 시절의 동심으로 돌아가 보지 않으시겠습니까?

이 책에서는 성인이 되어서도 듣고 싶은 동요들을 소개합니다. 이 노래들을 다시 들으며 내일의 에너지를 충전하시기 바랍니다. 동요를 들으며 스트레스를 날려 버리는 '동요 테라피'를 꼭 체험해 보십시오.

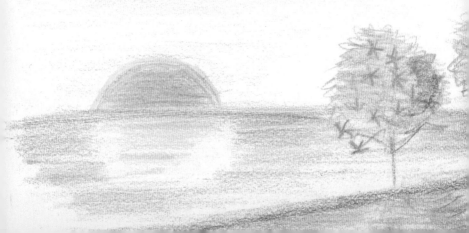

동요는 누구나 어릴 적 들었던 노래입니다. 그렇기에 그냥 듣기만 해도 순수했던 그 시절의 동심으로 돌아가게 됩니다. 그 시절의 즐거웠던 일이나 기뻤던 날을 되새기며 그때의 마음이 되어 봅시다.

'그때도 그렇게 재미있었으니 지금도 분명 재미있을 거야.'
'그때도 그렇게 힘을 냈으니 지금도 분명 힘을 낼 수 있을 거야.'
이렇게 옛 시절을 돌아보며 앞으로 나아갈 수 있습니다.

그때의 당신도 지금의 당신도 똑같은 당신입니다. 괜찮아질 겁니다. 할 수 있습니다.
당신을 돕고 싶어서 이 책을 썼습니다. 이 책이 동요와 다시 만날 수 있는 특별한 계기가 될 수 있다면 더 이상 바랄 것이 없습니다.

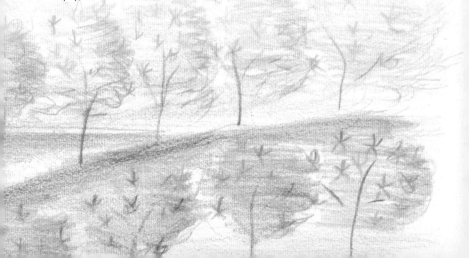

이 책에서 소개하는 동요 테라피는 여러 사람이 함께 동요 듣기 체험을 하는 것입니다. 심리학적 요법을 응용하여 마음을 치유하고 활기를 되찾기 위한 활동으로, 저 야마니시 도시히로가 고안했습니다.

상세한 방법은 뒤에서 설명하겠지만, 이 요법의 효과를 수많은 현장에서 직접 목격했습니다. 특히 2011년 동일본 대지진으로 피해를 입은 이들의 마음을 치유하는 심리 상담 지원 활동의 일부로서 각 피해 지역에서 많은 호응을 얻었습니다. 2016년 4월에 일어난 구마모토현의 오이타 지진과, 같은 해 10월에 일어난 돗토리현 중부 지진의 피해 지역 대피소에도 찾아가 동요 테라피를 실시했습니다. 대피소 생활을 하면서 노래를 부른다는 건 생각지도 못했는데 정말 고맙다며 기쁨의 눈물을 흘리는 사람들도 있었습니다.

이 책의 첫 부분에 소개한 여섯 장의 사진은 2016년 8월, 돗토리현 고토우라초의 양로원에 방문하여 동요 테라피를 실시했을 때의 장면입니다. 치료가 끝난 후 한 어르신이 악수를 청하며 오늘 정말 즐거웠다고, 오랜만에 어린 시절로 돌아간 것 같다고 하셨습니다. 꼭 다시 와서 함께 노래하자고 눈물 흘리며 말씀하셨던 기억이 지금도 선명합니다.

재난을 당해 앞으로 어떻게 살아가야 할지 막막한 분들 또는 치매를 앓고 있는 분들이 동요 테라피를 받으면서 조금이나마 희망이 생겼다는 이야기도 해주었습니다.

그런 기쁜 체험을 할 때마다 동요 테라피의 효과와 실행 방법을 더 많은 분들에게 알려드리고 싶은 생각이 간절해졌습니다. 그래서 동요 100주년을 맞이하는 올해에 크라우드 펀딩을 통한 지원을 받아 이 책을 출간하게 되었습니다.

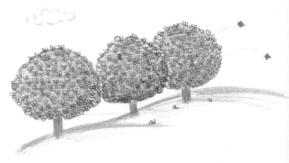

이 책은 '**이론편**'과 '**실천편**' 2부로 구성되어 있습니다.

'이론편'에서는 왜 동요가 몸과 마음의 회복에 좋은지, 어떠한 과정을 거쳐 동요가 치유 효과를 갖는지 설명합니다. 이를 통해 동요 테라피의 이론적 배경을 이해할 수 있습니다.

'실천편'에서는 동요 테라피의 실행 방법을 단계별로 상세히 설명합니다. 가족이나 동료와 함께 실행할 경우의 지침서로서는 물론, 동요 테라피스트가 되고자 하는 분들에게도 도움이 될 것입니다.

제10장에서는 동요 44곡을 소개합니다. '동요 컨시어지(동요 안내원)' 명함도 갖고 있는 제가 지금 이 시기에 맞는 곡만을 엄선했습니다. 가사 내용도 해설해 두었으니 나중에라도 듣고 싶은 곡을 찾을 때 활용하시기 바랍니다.

특별히 추천하는 10곡은 부록 CD에 수록했습니다(157쪽 참조). 새롭게 편곡한 이 명곡들의 멜로디를 들으며 흥얼거리는 것만으로도 치료 효과를 경험할 수 있을 것입니다.

일상의 우울과 불안, 분노를
의욕으로 바꾸는 동요의 힘

왜 지금 동요인가?

동요, 마음이 가는 노래

'동요는 아이들이 듣는 노래 아닌가?'

'옛날 노래를 이제 와서 들을 필요가 있나?'

이 책을 펼친 당신은 어쩌면 이렇게 생각할지도 모릅니다. 그래서 '동요 테라피'에 대해 이야기하기 전에 제가 동요에 이토록 애착을 갖는 이유를 설명하고자 합니다.

지금은 여러 종류의 음악이 넘쳐납니다. 가요, 트로트, 재즈, 클래식, 해외 팝 등등. 변화가 심한 음악계에서는 '포크송'과 같이

1960년대 이후 시대를 앞서간 음악이나 1980년대 전후에 유행한 '뉴 뮤직'처럼 이제는 잊혀져 버린 장르도 많습니다.

그런 곡들 중에는 좋은 노래도 많이 있습니다. 그중 저는 마쓰야마 지하루의 〈드넓은 하늘과 광활한 대지에서〉와 미노야 마사히코의 〈GOAL〉을 아주 좋아합니다.

제가 좋아하는 노래 또 하나를 소개합니다. 돗토리현 출신의 싱어송라이터가 부른 멋진 노래입니다.

♪ 모래 언덕 너머 어디선가 들려오는 흰 토끼의 노래 소리
　사랑하는 그대에게 이 노래를 들려주고파 ♪

〈사랑을 맺어 준 흰 토끼〉 hacto

어린 시절 우리는 이런 음악을 들으며 격려와 용기를 얻었습니다. 시대가 바뀌어도 위안을 주는 음악이 있습니다. 시간이 흘러 어른이 되면 이런 노래들이 순수했던 시절을 함께 보낸 잊지 못할 추억의 노래가 됩니다. 같은 노래를 다시 듣다 보면 옛 추억도 함께 되살아납니다. 물론 동요만 그런 것은 아닙니다.

어린 시절 동요를 많이 듣지 않았던 젊은 사람들이나 외국인에게는 어린 시절의 추억을 상기시키는 노래가 텔레비전 만화영화

의 주제가이거나 〈어메이징 그레이스〉일지도 모릅니다. 저마다
'마음이 기억하는 노래'가 있을 테니까요.

　　그러나 이런 노래들과는 다른, 동요만의 가치가 분명히 있습니
다. 동요는 그 노래가 생겨난 지역과 자연의 풍경을 그리고 있습
니다. 또한 대부분이 아이들이 쉽게 외울 수 있는 곡조와 가사로
이루어져 있습니다. 때로는 부모님이 자장가로 들려주셨고, 때로
는 유치원이나 초등학교 음악 시간에 배우고 불렀을 것입니다. 그
런 기억들을 되살려 주기에 동요 듣기는 정서 교육의 하나가 될
수 있습니다.

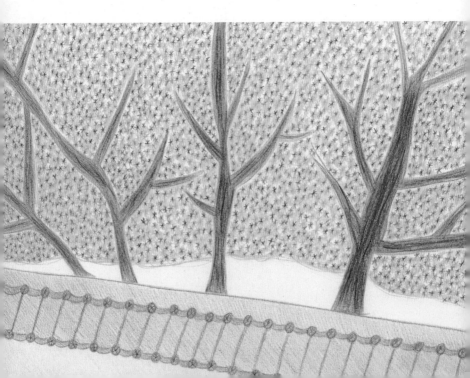

동요가 유행가와 다른 점이 바로 그것입니다. 누구나 어렸을 때 많이 듣던 노래가 동요입니다. 제 말이 잘 이해되지 않는 젊은 세대 분들도 한번 생각해 보십시오. 동요는 많은 이들의 음악의 원점입니다. 그러기에 나이가 들어도 거부감 없이 받아들일 수 있는 노래이고 시인 것입니다.

♪ 노을에 비추인 산 단풍 ♪

〈단풍〉

이 노래를 들으면 바로 가을 산기슭에 피는 형형색색의 나뭇잎이 떠오릅니다.

♪ 여름도 다가오는 여든여덟 밤*에 ♪

〈찻잎 따기〉

* 여든여덟 밤: 입춘으로부터 88일이 지난 날

특히 시즈오카현 사람들에게 이 노래는 머리에 수건을 두른 여성들이 후지산 기슭의 차밭에서 땀 흘리며 찻잎을 따는 풍경이

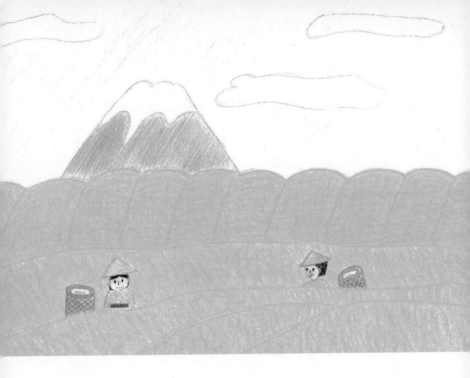

생각나게 할 겁니다. 다른 지역 사람들도 녹차의 새잎을 수확하는 계절임을 느끼며 마음이 차분해지면서 그리움에 젖습니다.

음악은 '마음의 거울'이기도 합니다. 즉 어른이 된 뒤에 동요를 다시 들어 보면 그 노래를 듣던 어릴 때로 돌아가 즐거웠던 옛 시절이 그리워지며 마음이 평온해집니다. 그리고 음악을 통해 자신의 심정을 드러내며 주변 사람들과 다양한 고민과 고충을 공유하는 기회를 가질 수도 있습니다. 때로는 함께 눈물을 흘리다가 결국은 앞으로 나아갈 수 있는 힘을 주는 것이 동요입니다. 순진무구한 어린 시절에 친구와 함께 듣고 부른 동요이기에 당신의 마음에 자연스럽게 스미면서 녹아듭니다.

동요를 들으면 왠지 착해지는 것 같지 않나요? 유치원이나 초등학교 시절의 새콤달콤한 추억이 생각나지 않나요? 부모님의 다정한 얼굴이 떠오르지 않나요? 그리고 자신이 태어나고 자란 곳이나 자연 경관이 생각나지 않나요?

제가 지금 이 책을 쓰고 있는, 모래 언덕의 땅인 돗토리에서는 정오가 되면 〈고향〉이라는 노래가 거리에 울려 퍼집니다. 지금도 그 노래가 들려옵니다. 이 노래를 들으면 항상 어릴 적 그리운 날들이 떠오릅니다.

부모와 자녀를 이어주는 동요

동요에 얽힌 일화 하나를 소개하겠습니다. '추천의 글'을 써 주신 가이누마 미노루海沼実 씨는 동요 작곡가로 저명한 가이누마 미노루海沼實 씨의 손자입니다. 자신도 작곡가이자 음악 비평가로서 동요 보급을 위해 힘쓰고 있습니다. 그 가이누마 씨가 어느 지역에서 강연을 했을 때였습니다. 강연 후 한 젊은 어머니가 이런 질문을 했습니다.

"이 나이에 동요를 들으면 뭐가 달라지나요?"

이 어머니는 현대 음악에는 다양한 장르가 있는데, 새삼스럽게 고리타분한 옛날 동요를 아이들에게 가르쳐서 무얼 얻을 수 있는지 의문스러웠나 봅니다.

가이누마 씨는 이렇게 대답했다고 합니다.

"어머님, 아이가 아들이라면 어릴 때는 〈일곱 살 꼬마〉를 들려주고 함께 부르세요. 몇 년 지나면 아이는 사춘기에 들어설 겁니다. 다정하게 엄마를 부르던 아이가 어느 날 거친 표현을 써가며 반항할지도 모릅니다. 그럴 때 가만히 아들의 눈을 쳐다보면서,

♪ 까마귀야 왜 우니? 아하! 산속 둥지에 예쁜 새끼가 있구나 ♪

이렇게 노래를 불러 주세요. 아이는 깜짝 놀란 표정을 지을 겁니다. 그리고는 어릴 때 엄마가 이 노래를 불러 주었던 것을 기억하게 될 겁니다. 엄마에게 껌딱지처럼 붙어 다녔던 시절을 떠올리

며, 그토록 자신을 아껴 준 엄마에게 너무 심한 말을 한 것에 몹시 후회를 할 겁니다. 그때 옛날 동요를 불러 주기를 참 잘했다는 생각이 들 겁니다."

이것이 동요가 가진 정서 교육 효과 중 하나입니다. 음악에는 인간의 과거를 회상시키는 힘이 있습니다. 특히 대부분의 동요는 어린 시절에 들은 곡이라 듣는 것만으로도 순식간에 당시의 기억이 되살아납니다. 즐겁고 그리운 추억이 가슴에 북받쳐 옵니다.

이것이 동요의 힘입니다. 옛날 즐거웠던 추억을 회상하고 생각하는 것만으로도 과거와 현재의 자신을 비교할 수 있습니다. 그리고 '그래, 다시 그때 마음으로 돌아가 열심히 해보자!' 하는 생각이 듭니다. 이렇게 동요는 스스로에게 힘을 주는 특효약이기도 합니다.

자녀 교육의 대가가 입증한 동요의 교육 효과

또 한 분을 소개합니다. 이분은 자신의 삶을 통해 동요의 위대함을 입증했습니다. 아들 셋, 딸 하나를 도쿄대학교 의대에 보낸 사토 료코 씨는 고등학교 3학년 학부형들 사이에서는 '사토 엄마'로 불리는 아주 유명한 분입니다. 그 사토 씨도 사실은 동요에 매우 심취한 사람입니다. 옛날에 부르던 좋은 노래를 할아버지, 할머니, 부모가 손주나 자녀에게 전해 주면 좋겠다고 말합니다.

사토 엄마는 자녀들에게 동요 1만 곡을 들려줬는데, 아이들이 특히 국어, 과학, 사회 과목에 뛰어나게 되었다고 합니다.

동요를 들었다고 성적이 오르다니 믿기 어렵다는 사람도 있을 것입니다. 하지만 동요는 사계절의 아름다움 같은 누구에게나 친숙한 것을 소재로 삶는 한편 옛날 노래이기에 고어古語로 기록되어 있습니다. 그런 노래와 친해지다 보니 아이들은 즐기면서 지식과 교양을 익힐 수 있었던 겁니다.

〈새빨간 가을〉의 2절에 나오는 '쥐참외'를 직접 보여주며 식물에 대한 깊은 관심을 가질 수 있도록 유도했으며, 〈여름이 왔도다〉를 통해서 고문古文에 익숙해지게 하고 '현재완료형' 같은 영어 문법까지 확실하게 가르칠 수 있었습니다. 동요를 통해 과학과 국어 학습이 가능했던 것입니다.

이렇듯 동요는 정서 교육은 물론 지식 교육에도 큰 도움을 줍니다. 동요를 사랑하는 건 '보이지 않는 학력(놀이 속에서 자연스럽게 축적된 학력)'을 쌓아 가는 것이기도 합니다.

기억에 새겨진 동요

앞서 설명했듯이 음악, 특히 동요에는 과거의 행복했던 기억을 되살리는 힘이 있습니다. 제2장에서는 구체적인 예를 들어 저의 추억 몇 가지를 소개합니다.

저와 동요의 첫 만남은 세 살 때였습니다.

어머니가 불러 주신 자장가

♪ 까마귀야 왜 우니? 아하! 산속 둥지에 예쁜 새끼가 있구나 ♪

〈일곱 살 꼬마〉

♪ 잘 자라 우리 아가. 우리 아가 착하지? 잘 자렴 ♪

어릴 때는 어머니의 이런 자장가를 들으며 잠들었습니다. 어머니가 불러 주신 노래는 그립고 잔잔한 추억입니다. 학창 시절 합창단에서 활동한 어머니는 노래를 아주 잘하셨습니다. 소프라노가 아닌 알토 음정으로.

♪ 잘 자라 우리 아가. 우리 도시히로 착하지? 잘 자렴…♪

저를 토닥이면서 이렇게 부드럽고 조용한 목소리로 노래를 불러 주셨습니다. 그러면 저는 어느새 새근새근 잠이 들곤 했습니다.

노래를 좋아하는 어머니와 틈만 나면 노래를 흥얼거렸던 아버지의 영향을 받아 저는 자연스럽게 노래를 듣거나 부르는 걸 좋아하게 되었습니다. 집에는 동요, 민요, 군가가 실린 책까지 있어 저는 그런 노래 책을 보며 항상 노래했습니다.

음악은 정서 교육의 일환이라고 합니다. 음악이 마음을 움직여 마음속 깊은 곳이 편안해지면서 온화한 성격이 만들어지는 것입니다. 그래서 동요는 유치원이나 학교에서 배우기 전에 어머니가 먼저, 생활 속에서 불러 주는 것이 가장 좋다고 생각합니다.

절로 웃음 짓게 만드는 '추억'의 노래

어릴 적 홋카이도 삿포로시에는 '어깨동무회관'이라는 공공시설이 있었습니다. 유치원에 들어가기 전에 저도 다녔습니다. 저는 그 어깨동무회관의 '관가'도 좋아했습니다. 지금도 부를 수 있습니다.

> ♪ 선생님, 친구들, 안녕하세요!
> 오늘은 즐거운 어린이 회관
> 모두 사이좋게 어린이 회관 ♪

〈어깨동무회관 관가〉

그리고 다섯 살이던 1968년 6월, 어머니의 손을 잡고 놀러 간 홋카이도대학교 축제에서 이런 노래를 알게 되었습니다.

♪ 개구리의 밤 술래 개-굴

　개-굴 개골 팔짝

　잘도 울어대네 개굴개골

　또 울어 봐 또 울어 봐 개굴개골 팔짝

　개굴개골 개-굴 팔짝

　개굴개골 개-굴

　팔짝 팔짝 파알짝

　개굴 팔 개골 짝

　개굴개골 팔짝 ♪

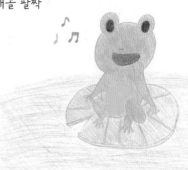

<개구리의 밤 술래>

　저는 이 노래에 빠져 버렸습니다. 항상 어머니와 함께 노래를 부르며 깔깔 웃었습니다. '개굴개골'이라는 의성어와 개구리가 뛰는 모습을 '팔짝팔짝'으로 표현한 것이 재미있었나 봅니다.

　거의 50년 전 이야기를 이렇게 글로 쓰고 있자니 그 당시 일이 선명하게 떠오릅니다. '노래'라는 게 참 묘합니다.

첫사랑의 기억을 담은 유머레스크

삿포로에서 보낸 유년 시절의 추억이 노래뿐은 아닙니다. 하지만 지금 소개할 이야기 역시 노래에 얽힌 것입니다.

1969년 딱 한 해 다녔던 삿포로 유치원에서는 매주 수요일이 '빵의 날'이었습니다. 다른 요일에는 아무것도 먹지 않고 혼자 버스를 타고 집으로 돌아갔습니다.

담임 선생님은 웃으면 눈이 가늘어지는 자상한 분이셨습니다. "선생님하고 결혼하고 싶은 사람 손들어. 저요!" 이렇게 큰 소리로 혼자 묻고 답하며 장난치던 기억이 납니다.

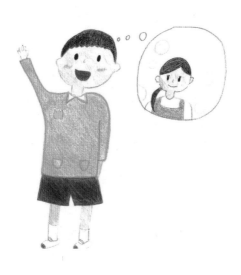

저는 어릴 때 부끄럼을 많이 타 볼이 금방 빨개지곤 했습니다. 원장 선생님도 저를 '사과 볼 도시 군'이라고 놀렸습니다. 하지만 한편으로는 이성에 관심이 많고 조숙했습니다. 그래서 선생님을 좋아하면서도 같은 반의 '가오리'라는 여자아이에게 관심이 많았습니다.

가오리는 통통한 아이였는데 항상 유치원 원아복에서 기분 좋은 향기가 났습니다. 이내 제 마음속에는 '좋은 향이 나는 가오리 =귀여운 여자아이'라는 등식이 자리하게 되었습니다.

그런데 유치원에서 가오리와 함께 오래 머무를 수 있는 유일한 날이 수요일 '빵의 날', 즉 '점심 먹는 날'이었던 겁니다. 이 날은 다 같이 빵을 먹고 오후 1시가 지나 집에 갔습니다. 좋은 향이 나는 가오리가 폴짝 앉는 모습을 곁눈질로 훔쳐보며 빵을 기다릴 때, 교실 벽의 스피커에서 항상 흐르던 곡이 드보르자크의 〈8개의 유머레스크 중 7번〉이었습니다.

도레도레 미솔라솔 도시레도시레도라 솔솔라솔 (라솔파)
도레도레 미솔라솔 도시레도시레도라 솔솔도도 레솔도

지금도 이 유머레스크 멜로디를 들으면 온화한 미소를 짓던 사사키 선생님과 기분 좋은 향기가 나던 가오리가 떠오릅니다. 이제 선생님은 70대고 가오리는 50대겠죠. 저도 50대이니까요. 아무튼 음악의 힘은 참 대단한 것 같습니다.

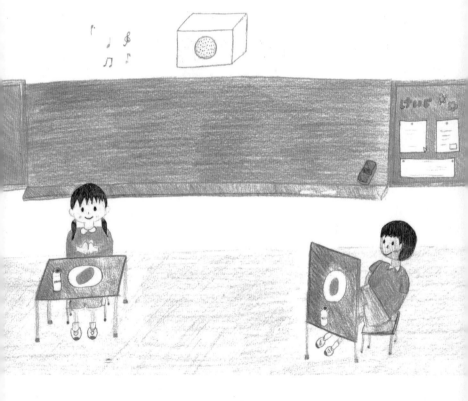

절대 음감을 갖게 한 동요

1970년 4월, 삿포로 시립 돈덴초등학교에 입학했습니다. 그리고 이듬해인 1971년 8월에 일본 최북단 왓카나이시 시립 왓카나이 히가시초등학교로 전학을 가게 되었습니다. 그 무렵 노래를 향한 어머니의 열정은 걷잡을 수 없을 정도로 대단했습니다.

♪ 맑은 남빛 하늘
　뜨겁게 타오른 우스산
　높은 이상으로 서로 모여
　진리를 탐구하자 오늘도
　다쓰난중학교 ♪

〈다테 시립 다쓰난중학교 교가〉

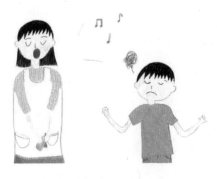

어머니가 다닌 중학교 교가를 아들인 제가 외울 정도로 어머니는 항상 저에게 이 노래를 들려주었습니다. 이러니 아들인 저도 노래를 좋아할 수밖에요. 그 이후에도 전 어머니가 다니던 초등학교부터 미국 대학교, 대학원 교가까지 다 기억하게 되었습니다. 심지어 동생과 아내가 다니던 고등학교 교가까지 말입니다!

그러다 보니 자연스럽게 '절대 음감'을 갖게 되었습니다. 여동생 아유미가 배우던 피아노 교본 〈바이엘〉의 상·하권을 보면서 혼자서 '도레도레도레 도-'〈바이엘 1번〉, '도레미-도레미-도-'〈바이엘 2번〉 이렇게 시작해서, '세잇단음표', '솔-시-레 솔-시-레-, 솔-파-라 라-솔 솔-시-레 솔-시-레, 레미레 파미레 파미레 파미레 도-'〈바이엘 74번〉까지 칠 수 있게 되었습니다.

거기까지 하고 싫증이 나 그 다음은 치지 못했습니다만….

대학 시절, 초등학교 교사를 준비하던 시기에는 〈바이엘〉 72번 이상을 연주할 수 있어야 음악 교사 임용시험을 통과할 수 있었는데 저는 이미 초등학생 때 통과를 한 셈이었습니다.

동요가 바꿔 놓은 삶

1975년 10월, 초등학교 5학년 때 제 음악 인생에 충격적인 사건이 일어났습니다. 왓카나이 히가시초등학교 5학년 4반 담임인 오타니 아키라 선생님이 음악 시간에 일본 민요를 가르쳐 주셨습니다.

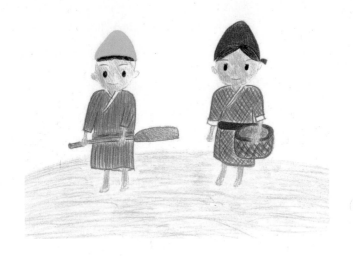

♪ 단차메 해변가에 / 샛줄멸*이 밀려 나왔네 / 아니 저건 정어리야 /

　남자들은 잡고 / 여자들은 팔러 다니지 / 다 팔아 치운 여자들의 /

　생선 냄새가 사랑스러워 ♪

<단차메>(오키나와 민요)

* 샛줄멸: 청어목 청어과의 작은 바닷물고기

♪ 하코네산은 / 천하의 험준한 산 / 중국의 함곡관은 /

　비길 바도 아니지 ♪

<하코네 팔십 리>

'이 용감한 노래는 뭘까? 그리고 이 신기한 멜로디는?'

이것이 저와 오키나와 민요의 첫 만남이었고 동요와 문부성 창가를 다시 접한 날이었습니다.

홋카이도 출신인 제게 〈하코네 팔십 리〉는 리듬감이 생생한, 마치 행진곡 같은 멜로디곡으로 느껴졌는데, 늘 흥얼거리다 보니 저절로 하코네를 동경하게 되었습니다. 언젠가 천하의 험준한 하코네산에 있다는 '낮에도 어두운 삼나무 가로수' 길을 꼭 걸어보고 싶어졌습니다.

그리고 신비로운 곡조로 연주되는 오키나와의 단차메를 들으면 단차메 해변가에 가서 샛줄멸을 보고 싶은 생각이 들었습니다.

이런 생각을 하다가 결국 1986년 3월 도보로 일본 종단을 시작했습니다(『홋카이도 출신인 내가 간다 - 일본 도보 종단 3,000킬로미터』).

이처럼 어린 시절의 음악(동요, 민요, 교가)과의 만남이 한 사람의 일생에 크게 영향을 준다는 사실을 제 50년 인생의 일화에 빗대어 말씀드렸습니다.

음악, 그리고 학교에서의 음악 교육과 정서 교육이 우리에게 얼마나 소중한 것인지 느껴지시는지요.

제
3
장

동요 100년의 역사

이제부터는 조금 학술적으로 접근하고자 합니다. 동요란 도대체 무엇일까요?

일반적으로 동요는 넓은 의미로는 '어린이를 위한 노래'를 말합니다. 그런 의미에서 에도 시대(1603년부터 1867년까지의 봉건시대)부터 불리던 전래 동요와 메이지 시대(1868~1912년) 이후에 만들어진 문부성 창가는 물론, 어린이가 직접 만든 시가도 아이들이 흥얼거리는 노래라면 동요라고 할 수 있습니다.

한편 좁은 의미로는 전래 동요를 가리켜 동요라고 하는 경우도 있습니다.

또한 다이쇼 시대(1912~1926년)에 시작된 '붉은 새 운동'(어린이의 순수한 정서를 함양하기 위한 동화·동요 창작 운동_옮긴이) 이후 아이들이 부를 수 있도록 특별히 만들어진 창작 가곡만을 가리키는 경우도 있습니다. 그런 의미로 사용되는 동요에는 문부성 창가나 전래 동요가 포함되지 않습니다.

이 장에서는 동요가 이처럼 여러 의미를 가지게 된 역사적 배경을 설명하겠습니다. 이를 통해 제가 애착을 갖고 '동요'라고 부르는 가곡이 어떤 것인지도 알게 될 겁니다.

1800년대 후반까지: 전래 동요와 문부성 창가

'동요童謠'는 고대 중국에서 전해진 말입니다. 『일본 서기』(일본의 역사서)가 쓰인 시대에는 동요를 '와자우타'라고 불렀습니다. 와자우타는 주로 어린이가 부르는 유행가였습니다. 그러나 가사가 전하는 내용은 천재의 예언이나 사회 풍자 등으로 현재의 동요와는 많은 차이가 있었습니다.

에도 시대의 동요는 전래 동요를 의미했습니다. 동요는 예로부터 아이들에 의해 전해진 노래이거나 아이들에게 불러 주는 노래로서, 대부분은 놀이에 관한 것입니다. 〈가고메 가고메〉 등이 대표적이지요.

이후 메이지 시대에 들어서면서 동요는 '어린이를 위한 노래'라는 뜻으로 쓰이게 됩니다. 또한 1872년 학교 제도가 공포되고 미국과 유럽의 교육 제도가 정착되자 초등학교 교육의 창가, 즉 '문부성 창가'라는 노래가 수도 없이 만들어졌습니다. 이 노래들은 초등학생들의 도덕 교육과 정서 교육을 목적으로 만들어진 노래로, 서양에서 유입된 현대 음악의 영향을 받은 한편 풍경, 풍속, 교훈 등을 소재로 삼았습니다. 처음에는 가사가 문어체였는데 1800년대 중반부터 1900년도 초반까지 이어진 언문일치 운동의 영향으로 이후 구어체 창가도 만들어졌습니다.

대표적인 창가로는 1911년에 『진조초등학교 창가』에서 발표된 〈단풍〉과 1914년에 진조초등학교 창가의 6학년용으로 발표된 〈고향〉 등이 있습니다.

1900년대 초반: 동요 운동의 시작

'동요'라는 말은 1900년대 초까지 '전래 동요'나 '어린이 노래' 또는 '어린이가 쓴 시'라는 뜻으로 사용되었습니다.

거기에 새로운 정의를 덧붙인 이가 바로 아동 문학가 스즈키 미에키치입니다. 미에키치는 아이들에게 전래 동요나 문부성 창가보다 더 예술성이 풍부한 노래, 즉 아이들의 아름다운 환상과 순수한 정서를 길러 줄 수 있는 노랫말과 곡을 만들고 싶어 했는데 그는 그런 노래를 '동요'라고 명명했습니다.

그리고, 1918년 7월에 자신이 창간한 아동 잡지 「붉은 새」의 11월 호에 사이조 야소의 동요 〈카나리아〉의 가사를 실었습니다. 여기에 나리타 다메조가 곡을 붙인 악보가 1919년 5월 호에 다시 실렸습니다.

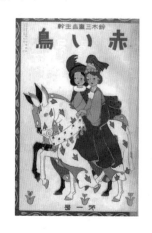

이 〈카나리아〉가 현대의 동요를 만들었다고 해도 과언이 아닙니다. 그때까지는 아이들이 부르기에 상당히 어려운 점이 많았지만, 아이들의 마음을 담은 노래, 그리고 아이들에게 억지로 부르게 하는 것이 아니라 아이들 스스로 자연스럽게 부를 수 있는 노래를 만들고 싶다는 미에키치의 생각에 당시 많은 사람들이 동의했습니다. 그 결과, 동요 보급 운동이 활발해지면서 동요를 포함한 아동 문학도 전국으로 퍼져 나가게 되었습니다.

이후, 사이토 사지로의 「황금 배」(1919년 창간. 나중에 「황금 별」로 제목 변경) 등 많은 아동 문학 잡지가 간행되었으며 전성기에는 그 수가 수십 종을 넘었습니다. 그중 「붉은 새」의 기타하라 하쿠슈와 야마다 고사쿠, 그리고 「황금 배」의 집필진이었던 노구치 우조와 모토오리 나가요 등이 많은 곡을 만들면서 음반의 인기와 더불어 동요의 황금기가 펼쳐졌습니다. 그리고 「붉은 새」 이후 1920년에 창간된 잡지인 「동화」로 옮겨 간 사이조 야소와 함께 기타하라 하쿠슈와 노구치 우조는 일본 3대 시인으로 불리게 되었습니다.

2018년은 동요 탄생 100주년이 되는 해입니다. 이는 「붉은 새」의 지면에 '동요'라는 말이 등장한 1918년부터 계산한 것입니다. 그 이후 동요에는 다음과 같은 세 가지 정의가 생겼습니다.

① 아이들이 집단으로 만들어 내고 전해 온 동요 (전래 동요)

② 어른들이 창작한 예술성 있는 어린이 가요 (창작 동요)

③ 아이들이 만든 시

미에키치와 뜻을 같이한 아동 문학가와 시인들이 주도한 '어린이를 위해 창작된 예술적인 가요'는 문부성 창가나 전래 동요와 구별되어 '창작 동요'라고 불립니다. 이렇게 동요의 정의는 세월

이 흐르면서 변화를 거듭해 왔습니다.

1920년대 중반: 전쟁과 동요

1920년대 중반에 들어서면서 아동 문학 잡지의 인기가 점점 시들해지기 시작했습니다. 가장 오랫동안 간행되었던 「붉은 새」와 「황금 별」조차도 1929년에 모두 폐간되었습니다.

또한 중일전쟁을 거치면서 일본 전역이 전시 체제에 돌입하자 동요는 시대의 분위기와 맞지 않아졌습니다. 당시 만들어진 대부분의 노래는 전투 의식을 고취시키는 것들뿐이었습니다. 아이들이 군인들을 동경하게 하는 동요 풍의 〈군인 아저씨 고마워요〉나 〈똑똑똑 드르륵 톤톤톤〉과 같은 유명한 노래의 첫 소절로 총동원 체제를 북돋우는가 하면, 당시 국민을 통제하기 위해서 만들어진 최말단의 지역 조직인 '도나리구미'를 격려하는 〈도나리구미〉나, 전쟁터로 말을 실어 나르는 나룻배를 노래하는 〈뱃사공〉 같은 노래들이 있었습니다.

이러한 전시戰時 가요 중 일부는 전쟁이 끝난 후 가사가 바뀌어 동요로 사랑받게 된 경우도 적지 않습니다. 예를 들어 〈뱃사공〉

은 목장으로 말을 데리고 가는 한가로운 노래로 바뀌었고, 현재
는 〈칙칙폭폭 기차〉로 알려진 노래도 원래는 〈군인 기차〉라는 제
목이었으며, 기차로 출정하는 병사들을 노래한 것이었습니다.

1940년대 중반 : 동요의 대유행

태평양전쟁이 끝나고 암울해진 민심을 달래 주면서 동요는 다
시 황금기를 맞이합니다. 전쟁 후의 베이비붐과 급속한 텔레비전
보급이 이에 큰 역할을 했습니다.

〈코끼리〉(1948년), 〈멍멍이 순경 아저씨〉(1960년), 노사카 아키유키
가 작사한 〈장난감 차차차〉(1963년) 등의 명곡이 연이어 탄생해 라
디오와 텔레비전을 통해 안방으로 전달되었습니다.

미디어가 동요의 보급을 도운 한편 방송 프로그램에서는 자체
적으로 새로운 동요를 만들어 나갔습니다. 1949년부터 방송된 라
디오 프로그램 〈노래하는 아줌마〉와 1961년부터 텔레비전으로
방송된 〈우리들의 노래〉라는 프로그램이 어린이와 신세대의 동
요를 이어주는 매체가 되었습니다.

70년대의 히트곡으로 20세기를 대표하는 곡은 〈펑퐁팡 체조〉

(1971년), 〈헤엄쳐! 붕어빵 군〉(1975년), 〈야마구치 씨네 쓰토무 군〉
(1976년) 등이 있습니다. 특히 〈헤엄쳐! 붕어빵 군〉은 일본 음악 역
사상 가장 많은 500만 장 이상의 음반이 판매되었습니다. 이 기록
은 지금까지도 깨지지 않고 '20세기 동요'의 금자탑으로 남아 있
습니다. 이 노래들은 '현대 동요'에 속하기도 합니다.

현재: 음악 범람의 시대

21세기에 들어선 현재, 학술적으로 볼 때 동요라고 하면 대부
분은 1900년대 초의 창작 동요를 말합니다. 그러나 일반적으로는
창가, 동요, 전래 동요, 심지어 텔레비전 만화영화 주제가 등 어린
이를 위한 모든 노래를 동요로 묶는 사례도 종종 볼 수 있습니다.
이러한 추세에 따라 옛날부터 있던 동요의 존재감이 희미해지고
있습니다.

최근에 큰 인기를 얻은 동요로는 1900년대 말부터 현재까지의
대표적인 어린이 노래인 〈경단 삼형제〉(1999년) 등이 있습니다. 그
러나 전반적으로, 아이들은 광고나 만화영화에 나오는 노래를 즐
겨 듣는 반면 옛날 동요는 거의 부르지 않는 것 같습니다. 이를

보여주는 사례가 있습니다.

1997년 장난감 제조회사인 토미(현 주식회사 다카라토미)가 전국의 취학 전 아동 1,400명을 대상으로 노래 인기투표를 실시했습니다. 그 결과는 다음과 같습니다.

1위 〈산책〉 (애니메이션 삽입곡)

2위 〈멍멍이 순경 아저씨〉 (1961년 발표된 동요)

3위 〈도토리 대굴대굴〉 (1900년대 초반의 문부성 창가)

4위 〈호빵맨의 마치〉 (애니메이션 삽입곡)

5위 〈도라에몽 주제가〉 (애니메이션 삽입곡)

6위 〈포켓몬 마스터〉 (애니메이션 삽입곡)

7위 〈코끼리〉 (1953년 발표된 동요)

8위 〈둥글게 둥글게〉 (1997년 발표된 유행가)

9위 〈다람쥐원숭이〉 (1962년 발표된 동요)

10위 〈포켓몬 말할 수 있을까?〉 (애니메이션 삽입곡)

1위를 비롯해 상위 10곡 중 5곡이 애니메이션 곡이었습니다. 전통적인 동요나 창가는 4곡뿐이고 그중 3곡은 제2차 세계대전 이후의 곡이었습니다.

이처럼 오랜 역사를 통해 동요의 정의가 조금씩 바뀌더니 요즘은 동요의 정의조차 모호해졌고 아이들이 동요를 접할 기회도 없어졌습니다. 이처럼 가정에서는 동요를 들을 기회가 줄었는데, 그렇다면 학교 교육 현장에서는 어떨까요? 다음 장에서 자료를 토대로 알아봅시다.

동요 교육의 실상

동요는 풍요로운 감성을 기르기에 가장 좋은 음악이라고 할 수 있습니다. 그러면 지금의 학교 교육 현장에서는 동요를 제대로 가르치고 있을까요? 이번 장에서는 초등학교 음악 교과서에 나오는 동요의 실상에 대해 살펴보고자 합니다.

매우 흥미로운 자료가 있습니다. 다음은 초등학교 1학년부터 6학년 아이들이 음악 시간에 배우는 두 가지 교과서입니다.

- **1980년대까지의 음악 교과서**

  개정 초등 음악 1~6학년 1984년판 (교육출판)

- **1990년대 이후의 음악 교과서**

  음악 선물 1~6학년 2015년판 (교육출판)

  발행 연도가 30년 가까이 차이 나지만 같은 출판사가 발행한 문부과학성(구. 문부성)의 검정을 통과한 교과서입니다. 전자는 1980년대 중반의 음악 교과서이고, 후자는 지금의 음악 교과서입니다.

  이 신·구 교과서에 나오는 1~6학년까지의 음악에는 어떤 노래가 얼마나 수록되어 있는지 알아봅시다.

  수록된 곡을 편의상 다음의 두 부류로 나누겠습니다.

- **일본 전래 동요**

  1910~1980년대의 창작 동요, 문부성 창가, 전래 동요, 국가

- **그 외의 동요**

  외국 민요, 동요, 애니메이션 삽입곡 등을 포함한 현대 동요

  이렇게 나누어 보면 1970년대에 태어난 세대(현재 40대)와 2000년대에 태어난 세대(현재 10대)가 어떤 동요를 배웠는지, 그 노래들

이 각 세대의 가슴에 얼마나 파고들었는지 조금이나마 알 수 있습니다.

초등학교 동요 교육의 변천

1. 굵게 표시된 노래 : 전통적인 일본 동요
   굵게 표시되지 않은 노래: 외국 민요와 동요 및 현대 동요로 생각되는 노래
2. ● 표시 노래 : 1984년판과 2015년판 모두 같은 학년에 공통적으로 수록된 노래
3. ○ 표시 노래 : 1984년판과 2015년판에 모두 수록되어 있으나 다른 학년에 실린 노래
4. 노래가 수록된 순서대로 나열함

| 초등학교 1학년 (1984년) | 전체 37곡 중 전래 동요 28곡

작은 새의 노래 / 꽃이 웃었네 / ●**일장기** / 숫자 노래 / 코끼리와 거미줄 / **칠석제** /

바다(1941) / ○**잠자리 안경** / ●**펼쳤다 펼쳤어** / 커다란 밤나무 아래서 /

●반짝반짝 작은 별 / **막대기가 하나 있었대** / **형아가** / 가로 가로 세로 가로 /

올해의 모란 / **아오야마 둑에서** / 이리 오렴 / ●**신기한 주머니** / **멍멍이 순경 아저씨** /

봄이 날 부르네 / **송사리 학교** / **코끼리** / ○**고이노보리** / **심부름 개미** / ●**달팽이** /

까마귀와 물항아리 / **손뼉을 칩시다** / ●**구멍 난 냄비** / ○**달님** / ●**미리미리미리뽕** /

솔방울 / **커다란 북** / **염소 우체부** / ●**설날** / **모닥불** / 밀어내기 놀이 / ●**국가**

| 초등학교 1학년 (2015년) | 전체 19곡 중 전래 동요 11곡

•펄쳤다 펼쳤어 / **•미리미리미리뽕** / **•구멍 난 냄비** / **•달팽이** / **•붕붕붕** / **바다**(1941) / 도레미 송 / **•일장기** / ○장난감 차차차 / 곰 아저씨 / •반짝반짝 작은 별 / 다람쥐원숭이 / 신기한 주머니 / ○돼지와 너구리와 여우와 고양이 / 산책 / **•설날** / **•모닥불** / ○**즐거운 히나마쓰리**(여자아이 명절) / **•국가**

| 초등학교 2학년 (1984년) | 전체 25곡 중 전래 동요 13곡

숨바꼭질 / •뻐꾸기 / 돌계단 / •개구리 합창 / **찌륵 찌륵 메뚜기** / 곤충의 노래 / 귀신 따윈 없어 / **•저녁노을** / **바구니 무늬** / **호박씨** / **꼬마 아가씨** / **꼬맹이 아저씨** / •새끼 여우 / 새끼 고양이의 병 / **봄이 왔네** / 봄이 날 부르네 / 날아간 바나나 / 쓱싹쓱싹 쓱쓱싹 / **비눗방울** / **네 고향은 어디니?** / **•곤충의 노래** / ○장난감 차차차 / ○돼지와 너구리와 여우와 고양이 / ○**즐거운 히나마쓰리** / **•국가**

| 초등학교 2학년 (2015년) | 전체 14곡 중 전래 동요 7곡

작은 밭 / 메아리 놀이 / 강아지 빙고 / •개구리 합창 / •뻐꾸기 / **•곤충의 노래** / **•저녁노을** / **마을 축제** / •새끼 여우 / 산책 / ○**달님** / ○**잠자리 안경** / **눈** / **•국가**

| 초등학교 3학년 (1984년) | 전체 32곡 중 전래 동요 11곡

•봄 냇가 / •유쾌한 목장 / **곰 아저씨** / **•토끼** / 오올오올 올빼미 / 딱따구리와 부엉이 /

종이 울리네 / 인디언의 춤 / 커다란 노래 / 안달코의 노래 / **우리 집 뒤의 검은 고양이** /

까마귀 한 마리 / 런던 브리지 / 인디언이 10명 / ○새끼 여우 / ●**후지산** /

봄이 날 부르네 / **시내** / **키 재기** / 메아리 / 보트 송 / 조용한 호숫가 / **살구나무** /

산속의 음악가 / 휘파람을 불며 / 목장의 가을 / 신나요 / 남쪽 나라 카메하메하 임금님 /

옛날 춤 / ○떴다 떴다 비행기 / ●**구멍 난 냄비** / ●**국가**

| 초등학교 3학년 (2015년) | 전체 24곡 중 전래 동요 12곡

작은 세상 / ●**봄 냇가** / 빛나는 산 / ○개구리 합창 / 도레미 송 / ●**곤충의 노래** /

○**저녁노을** / ○**찻잎 따기** / ●**구멍 난 냄비** / ●**유쾌한 목장** / ●**토끼** / ●**후지산** /

○춤추는 눈 / Leron Leron Sinta(필리핀 동요) / Mangwani Mpulele 비와 함께

춤추자(아프리카 동요) / 성자의 행진 / 분첩 / **어영차 봉숭아 나무** / 미키마우스의 행진 /

산책 / **이 고을 저 고을** / **일곱 살 꼬마** / ○**빨간 가을** / ●**국가**

| 초등학교 4학년 (1984년) | 전체 20곡 중 전래 동요 9곡

●**벚꽃이 만발했네** / ●**솔개** / 요트 / 즐거운 포레치케 / ●**단풍** / **도센지** /

다정한 미소 / ○춤추는 눈 / **어딘가에서 봄이** / 봄이 날 부르네 / 산딸기 /

○**찻잎 따기** / 사모아 섬의 노래 / 수다쟁이 오리 / 귤밭에서 / **우리 동네 대장간** /

징글벨 / 야간열차 / 작별 / ●**국가**

| 초등학교 4학년 (2015년) |　　　　　　　　　　　

•**벚꽃이 만발했네** / 사운드 오브 뮤직 / ◦에델바이스 / 도레미 송 / ◦떴다 떴다 비행기 /

사랑의 협주곡 / **목장의 아침** / ◦유쾌하게 걸으면 / •**솔개** / •**단풍** / **소란부시*** /

춤추자 삼바 / 줌가리가리가리 줌가리가리가리 / 고향의 봄 / 반달 / 북풍의 꼬마 중 간타로 /

산책 / •**국가**

* '소란부시'는 홋카이도의 민요로, 어부가 청어를 잡는 모습을 노래한 것임

| 초등학교 5학년 (1984년) |　　　　　　　　　　　

푸르게 푸르게 / 하늘을 쳐다보며 / 꽃 / ◦**하코네 팔십 리** / ◦**황성의 달** / **숲의 노래** /

여러 가지 열매 / •**겨울 풍경** / •**스키의 노래** / **교토의 큰 부처** / 봄이 부르네 /

•**고이노보리** / **바다**(1913) / 별의 세상 / **가을 아이** / •작별 / 졸업을 축하해 /

◦에델바이스 / 일주일 / 전나무 / •**국가**

| 초등학교 5학년 (2015년) |　　　　　　　　　　　

•**고이노보리** / 고향 사람들 / ◦**고추잠자리** / **끼륵끼륵 기러기** / **자장가** / **단차메** /

•**겨울 풍경** / •**스키의 노래** / •**작별** / 노를 젓자 마이클 / 산책 / ◦**기다리다 지쳤어요** /

작은 가을 찾아냈지 / •**국가**

전체 24곡 중 전래 동요 13곡

•달무리 지는 밤 / •봄 바다 / 누군가가 부는 휘파람 / 미뉴에트 / 워~워 /

기러기야 날자 / •고향 / ○펼쳤다 펼쳤어 / 봄나물 냉이 / ○기다리다 지쳤어요 /

이 길 / ○고추잠자리 / •황성의 달 / 봄이 부르네 / ○유쾌하게 걸으면 / 꽃 주위에서 /

태양이 준 계절 / ○빨간 가을 / 작은 열매 / 고요한 밤 거룩한 밤 / 낡은 큰 시계 /

이별의 노래 / •우러러 존경합니다 / •국가

전체 15곡 중 전래 동요 10곡

날개를 주세요 / •달무리 지는 달밤 / 나는야 바다의 아들 / 에텐라쿠 이마요 /

•봄 바다 / •고향 / 귀로 / •우러러 존경합니다 / 꽃은 피네 / 야기부시 민요 /

들판에 피는 꽃처럼 / 산책 / •황성의 달 / ○하코네 팔십 리 / •국가

동요 교육의 축소

    다음 페이지의 표를 보면 1984년에 비해 2015년에 음악 교과서에 실린 곡의 수 자체가 줄어들었음을 알 수 있습니다.

    2000년대에 태어난 세대가 음악 수업 시간에 배우는 전래 동요는 거의 모든 학년에서 1970년대 세대보다 줄었습니다. 특히

1984년	실린 곡 수	전래 동요	같은 학년에 실림	다른 학년에 실림
초등 1학년	37	28	10	3
초등 2학년	25	13	6	3
초등 3학년	32	11	6	2
초등 4학년	20	9	4	2
초등 5학년	21	11	5	3
초등 6학년	24	13	6	5

2015년	실린 곡 수	전래 동요	같은 학년에 실림	다른 학년에 실림
초등 1학년	19	11	–	3
초등 2학년	14	7	–	2
초등 3학년	24	12	–	6
초등 4학년	18	6	–	3
초등 5학년	14	10	–	2
초등 6학년	15	10	–	1

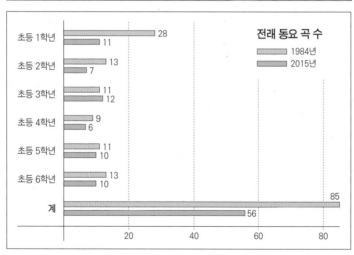

2015년판은 1984년판에 비해 1학년의 경우 40퍼센트, 6학년의 경우 70퍼센트에 불과합니다.

이로 보아 초등학교에서 전래 동요도 잘 가르치지 않고 있음을 알 수 있습니다.

동요는 저학년 아이들의 전유물?

다음 페이지의 표는 1984년판 교과서에 실린 노래가 2015년판에서는 어느 학년으로 바뀌어 실렸는지 나타내는 표입니다.

30년이 지나도 여전히 같은 노래를 같은 학년에서 배우는 경우는 1학년의 경우 10곡이고, 다른 학년에서는 5곡 남짓입니다.

같은 노래이지만 다른 학년에서 배우는 노래는 14곡입니다. 그중 상급 학년으로 올라간 노래는 4곡, 하급 학년으로 내려간 노래는 10곡입니다. 1984년판에서 2학년 아이들에게 가르치던 〈즐거운 히나마쓰리〉가 2015년판에서는 1학년에 실린 것처럼 1980년대 이전에 비해 1990년대 이후에는 대부분의 동요를 저학년 때 배우도록 되어 있습니다.

1984년판의 곡들이 2015년판에는 어느 학년에 실렸을까?

(단위 : 곡 수)

	실린 학년 동일	학년이 올라감	학년이 내려감
초등 1학년	10	2	0
초등 2학년	6	0	3
초등 3학년	6	1	0
초등 4학년	4	0	2
초등 5학년	5	1	1
초등 6학년	6	0	4
계	37	4	10

* 다만 여기서는 〈개구리 합창〉처럼 1980년대 이전과 이후 모두 2학년 아이들에게 가르치고 1990년대 이후에는 3학년 아이들도 배우는 경우는 학년이 바뀐 노래에 포함시키지 않았습니다.

교육 현장에서도 드러나는 애니메이션 삽입곡의 인기

위 자료에서 또 하나의 사실을 확인할 수 있습니다. 1980년대 이전과 1990년대 이후에 모두 각 학년에 공통으로 실리는 노래는 다음과 같습니다.

1984년

• 〈국가〉 (1~6학년)

- 〈봄이 날 부르네〉 (1~6학년)

- 〈황성의 달〉 (5, 6학년)

2015년

- 〈국가〉 (1~6학년)

- 〈산책〉 (1~6학년)

- 〈도레미 송〉 (1, 3, 4학년)

〈국가〉는 모든 학년에서 배웁니다. 그 외에 1984년판에서는 〈봄이 날 부르네〉, 2015년판에서는 〈산책〉을 모든 학년에서 배웁니다.

〈봄이 날 부르네〉는 1963년에 NHK 방송 프로그램인 〈우리들의 노래〉에서 발표된 노래이며 폴란드 민요에 일본어 가사를 붙인 곡입니다.

반면 〈산책〉은 애니메이션 영화인 〈이웃집 토토로〉의 삽입곡입니다. 이 애니메이션 영화의 삽입곡이 어떻게 보면 현대의 '동요'가 된 셈이죠.

동요 교육은 인성 교육의 근간

이 같은 현황을 파악하고 나니 동요를 교육 현장에서 더 많이 가르쳐야 한다는 생각이 더욱 강해졌습니다.

요즘은 빠른 비트의 음악과 새로운 리듬의 힙합이 대중화되어 듣고 싶지 않아도 들을 수밖에 없는 실정입니다.

2012년 이후 체육 과목에서는 무용이 필수지만, 그마저도 힙합 계열의 브레이크 댄스를 포함한 창작 무용, 포크 댄스, 현대 무용 세 가지 중에서 선택해야 합니다. 당연히 전통 무용은 가르치지 않습니다.

적어도 유아기나 정서교육이 필요한 학교 현장에서는 전통문화를 대변하는 동요를 가르쳤으면 합니다. 그 노랫말의 장점과 음악적인 배경을 21세기를 살아가는 다음 세대 젊은이들이 꼭 배웠으면 하는 마음이 간절합니다.

이는 나아가 인성 교육이 수반되어야 하는 학교 교육의 중요한 사명과도 연결됩니다. 그러면 살인이나 폭력 사건 같은 범죄들도 조금은 줄어들지 않을까요?

뇌과학으로 알아보는 동요의 힘

다시 동요 테라피 이야기로 돌아가 봅시다. 이제는 한 단계 나아가 의학 및 심리학적인 관점에서 동요가 가진 치유력을 알아보겠습니다. 우선 이 장에서는 동요를 듣고 있을 때 뇌가 어떤 반응을 보이고 어떤 좋은 영향을 주는지에 대해 설명하겠습니다.

좌뇌와 우뇌의 관계

아시다시피 뇌에는 좌뇌와 우뇌가 있습니다. 좌뇌는 생각과 논리를 맡아 글이나 단어 등을 이해하는 역할을 합니다. 반면 우뇌는 시각, 청각, 후각, 미각, 촉각 등 오감을 인식하는 역할을 합니다.

　학교에서 배우는 교과 과정에 비추어 보면 대략적으로 좌뇌는 국어, 수학, 과학, 사회, 영어 등 주요 5과목을 배울 때, 우뇌는 음악, 미술, 기술, 체육 같은 실기 4과목을 배울 때 주로 사용된다고 할 수 있습니다.

　좌뇌와 우뇌의 역할은 각각 아래 그림과 같습니다.

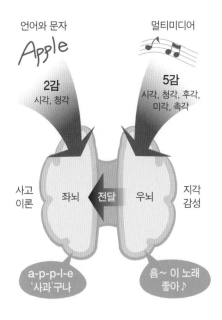

음악과 뇌의 관계

그러면 음악과 뇌는 어떤 관계일까요?

귀는 음악을 듣고 그 청각 정보를 대뇌로 보냅니다. 앞에서 설명한 것처럼 대뇌는 소리 감각을 우뇌로 보냅니다. 한편 다른 사람과 대화할 때는 언어를 처리해야 하기 때문에 좌뇌를 사용합니다.

만약 다른 생각을 하면서 대화를 한다면 자신의 생각과는 다른 얘기를 해버리거나 대화의 흐름이 끊기는 등 그냥 대화할 때와 달리 말하기가 쉽지 않습니다. 좌뇌가 두 가지 일을 동시에 처리해야 하기 때문입니다. 운전 중에 전화를 하는 행위가 매우 위험한 것도 이와 같은 이유입니다. '대화'와 '운전'이라는 별도의 행동이 뇌의 일관성을 흐트러뜨리기 때문입니다.

한편 음악을 듣는 것은 우뇌를 중심으로 한 활동이기 때문에 좌뇌는 이에 영향을 받지 않고 마음껏 기능할 수 있습니다. 즉 좌뇌와 우뇌의 기능을 별도로 활용할 수 있습니다.

카페나 음식점에서는 보통 음악을 틀어 놓습니다. 왜 그럴까요? 음악은 그 장소의 분위기를 부드럽게 하는 효과가 있기 때문입니다. 만약 음악 소리가 들리지 않는다면 다른 손님의 대화 소리, 직원들이 분주히 움직이는 소리나 그릇이 부딪치는 소리 등에 신경이 쓰여 마주 앉은 사람과 대화를 나눌때 집중이 잘 안 될지도 모릅니다. 심지어 흐르던 음악이 멈춰 버리면 손님들끼리의 대화도 끊어지는 현상도 나타납니다.

왜냐하면 이때 뇌는 음악을 세부적으로 인지하지는 못해도 소리의 유무를 파악하고 있기 때문입니다. 즉 카페나 음식점에서 흘러나오는 음악을 들으며 우뇌가 기분 좋은 자극을 받고, 좌뇌를 사용해 대화하기 때문에 마음껏 대화를 즐길 수 있습니다.

'음악'을 '말'의 개념이 아니라 '이미지'라는 형태로 흡수하면 우뇌를 활성화시킬 수 있을 뿐만 아니라 좌뇌와 우뇌를 동시에 충분히 사용할 수 있습니다.

동요의 기억은 무한대

그러면 음악 중에서도 특히 동요 듣기는 뇌와 어떤 관계가 있을까요?

신경내과 분야에서는 치매 환자가 노래를 부르기만 해도 증상이 완화된다는 보고가 있습니다. 이에 대해 살펴봅시다.

일반적으로 치매 증상이 심한 환자는 대부분의 기억을 상실한 상태일 것이라고 생각합니다. 하지만 노래는 다양한 기억과 함께 좀처럼 잊히지 않습니다. 특히 동요처럼 어린 시절에 들었던 '그리운 노래'는 더욱 그렇습니다.

동요를 조용히 듣고 난 뒤 다 같이 부르면 마음 깊은 곳에 숨겨져 있던 정경이나 정감이 되살아납니다. 결과적으로 그 당시의 기억을 끌어내는 계기가 됩니다.

옛날의 그리운 기억이 되살아나 잠든 뇌가 강한 자극을 받게 되는 것인데, 특히 동요를 부르면 그러한 효과가 더욱 커집니다. 즉 동요를 듣거나 부르면 뇌를 크게 활성화시킬 수 있습니다. 이를 임상 현장에서 응용한 예를 다음에서 소개합니다.

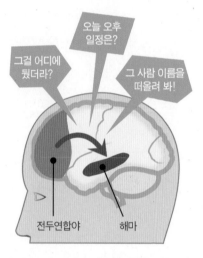

| 평상시 뇌는 해마에게 끊임없이 명령을 내린다

치매 치료에 활용되는 음악 요법

신경내과에서는 치매 치료의 한 방법으로 '음악 치료'를 병행합니다. 기억을 상당 부분 상실했더라도 즐겨 부르던 노래를 기억하고 있는 환자에게 음악 치료는 매우 효과적인 치료 방법이 될 수 있습니다. 옛 추억을 상기시키는 멜로디를 들은 한 치매 노인의 증상이 개선되었다는 보고도 있습니다.

또한 좌뇌에 손상을 입은 실어증 환자의 치료 방법으로 미국과 러시아에서 시행되고 있는 '멜로디 억양 치료법Melodic Intonation Therapy'이 있습니다. 이 치료법은 말의 운율과 리듬, 강세를 강조하면서 노래를 부르거나 대화하는 방법으로 뇌를 활성화시켜 발화 기능을 회복시키는 기술입니다.

음악을 치료에 활용하면 다 같이 노래를 부르는 행위 자체가 뇌에 자극을 줄 뿐만 아니라 노래에 얽힌 개개인의 추억이 되살아나면서 환자들 사이의 대화 화제도 다양해져 긍정적인 효과를 낳는다는 보고도 있습니다.

뇌에 장애를 가진 사람들에게도 이런 긍정적인 효과가 나타나니 뇌에 문제가 없는 보통 사람이 음악을 들으면 노래에 얽힌 개개인의 추억이 더욱 선명하게 떠오를 것입니다.

나중에 언급하겠지만 '동요 테라피'에서 이 작업을 반복하면 자연스럽게 증상이 개선되는 효과가 나타납니다. 자신에게 친숙한 노래, 특히 옛 시절의 추억을 상기시키는 동요를 듣고 노래하면서 심리 치료를 병행하면 우뇌는 물론 좌뇌도 활성화되는 효과를 기대할 수 있습니다.

제
6
장

심리 요법에 활용되는 동요

이 장에서는 저를 대신해 '그림책 테라피스트'인 시오야 다카하루 씨가, 동요를 들으면 심리 치료가 가능한 이유를 심리학적인 관점에서 설명하겠습니다.

음악을 받아들이는 방법이 다른 어른과 어린이

동요를 들을 때 어른과 어린이는 각각 음악을 어떻게 받아들일까요? 실은 그 차이가 동요 테라피의 심리 치료 효과에 매우 중요합니다.

아이들은 체험을 중요시합니다. 즉 음악을 듣고 그 곡을 그대로 받아들입니다. 예를 들어 어른과 어린이가 동요 〈토끼와 거북이〉를 들었다고 가정합시다.

♪ 거북아 / 거북아 / 왜 이리 느리니?

이 세상에서 / 네가 제일 느려

왜 그리 느리니?

뭐라고 토끼야? / 그럼 나랑 / 시합해 볼래?

저 산기슭까지 / 누가 먼저 도착하는지 / 달려 보자고

거북이 네까짓 게 / 아무리 달려도 / 어차피 저녁쯤이나 되겠지

이쯤에서 / 잠이나 좀 잘까나

어떻게 한담? / 내가 너무 오래 잤나 봐 / 깡충깡충 깡충깡충

토끼야 이제 오니? / 아깐 왜 날 무시했니? ♪

〈토끼와 거북이〉

노래를 들려준 후 다음과 같은 질문을 합니다.

"이 노래는 어떤 노래일까요?"

어린이들은 이렇게 대답할 것입니다.

"토끼와 거북이가 달리기를 했는데 토끼가 중간에 잠을 자는 바람에 뒤처져서 거북이가 이겼어요."

이렇게 어린이는 가사 내용을 그대로 해석합니다.

그런데 어른은 투영投影을 합니다. 즉 노래에 담긴 뜻을 이해하려고 합니다. 지금까지 살아오면서 쌓인 지식과 가치관에 근거해 그 내용을 보충하면서 자신의 마음을 노래에 투사하여 교훈화하거나 반면교사로 삼으려 합니다.

마찬가지로 〈토끼와 거북이〉를 어른들에게 들려주고 같은 질문을 합니다.

"이 노래는 어떤 노래입니까?"

어른들은 다음과 같이 대답할 것입니다.

"토끼가 거북이에게 달리기 경주를 제안했습니다. 당연히 토끼는 거북이를 이길 것이라 생각했기에 중간에 잠을 자며 방심했습니다. 하지만 토끼는 거북이에게 추월당해 버렸죠. 결과적으로 거북이가 이겼습니다. 이 노래를 듣고 '방심은 금물' '약한 자를 우습게보면 나중에 큰코다칠 수도 있다'는 것을 깨달았습니다"라고 말하며 가사(이야기) 내용에서 배울 수 있는 교훈을 찾아냅니다.

이렇게 노래를 듣고 해석하는 능력을 동요를 통한 심리 치료에 이용할 수 있습니다. 즉 동요가 가진 반성, 회고, 치유 같은 '옛날을 그리워하며 기억을 되살리는' 효과를 치료에 이용해 고민이나 기쁨을 함께 나누면서 서로 마음을 치유할 수 있게 됩니다.

동요를 이용한 그림책 테라피

세상에는 다양한 치유법이 존재합니다. 그 하나로 '그림책 테라피'가 있습니다. 그림책 테라피에서는 동요가 매우 중요한 역할을 합니다.

그림책 테라피는 그림책 전문가인 오카다 다쓰노부 씨가 고안한 집단 지도입니다. 자격이 있는 그림책 테라피스트의 진행에 따라 참가자들은 테라피스트가 읽어 주는 그림책에 대한 자신의 생각을 다른 참가자들에게 발표(공유)합니다. 이 같은 행위는 자기 자신을 들여다볼 수 있는 효과가 있다고 보고되었습니다.

그림책은 어린이가 보는 것이라는 인식이 지배적이지만 어른들도 얼마든지 즐길 수 있습니다. 그리고 여기서 말하는 그림책에는 동요가 등장합니다. 다 같이 소리를 낼 때 경험하는 분위기와 일체감은 읽어 주는 그림책 내용을 그냥 듣고만 있을 때와는 달리 '함께'라는 생각을 갖게 하여 긴장을 완화시킵니다.

그림책 테라피 활동은, 테라피스트가 그림책을 읽어 주고 그 내용에 관한 이야기를 해주면, 참가자가 자기의 생각이나 느낌을 종이에 적어 그 내용을 그룹 내에서 서로 공유하는 형식으로 진행됩니다.

이런 활동에 적합한 그림책은 동요가 실린 그림책입니다. 참가자들이 함께 목소리를 낼 기회를 가질 수 있는 책 두 권을 그림책 테라피를 체험한 분들의 반응과 함께 소개합니다.

『주먹 쥐고 손을 펴서』

구성: 아라이 히로유키 / 그림: 즈이운샤

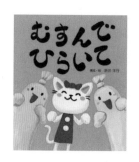

♪ 주먹 쥐고 손을 펴서 /
   손뼉 치고 주먹 쥐고 /
   또 다시 펴서 / 손뼉 치고 /
   두 손을 머리에 ♪

이 그림책에 실린 노래는 많은 사람들이 아는 멜로디의 곡입니다. 참가자들은 입으로 노래를 부르며 가사에 맞춰 손을 위로 올리거나 '손뼉 치고 ~' 부분에서는 실제로 손뼉을 칩니다. 옆 사람과 손뼉을 마주치다 보면 자연스럽게 웃음이 터져 나옵니다.

『한 곡 부를게요』

글: 하세가와 요시후미 / 그림: PHP연구소

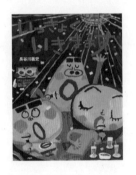

가족들이 노래방으로 들어갑니다. 그리고 사회자의 안내로 동요 노래방이 시작됩니다.

〈송사리 학교〉〈곰 아저씨〉〈개구리 합창〉이 3곡의 동요가 나오면 저마다 옛 기억을 떠올리며 흥얼거리다가 점차 분위기가 화기애애해집니다.

그리고 이 그림책에는 〈온천이 좋아〉〈간다 강〉〈쓰가루 해협의 겨울 풍경〉〈멈출 수가 없어〉 같은 노래가 연달아 실려 있는데, 동요를 부르다 보면 저절로 서로의 마음이 열려 나중에는 자연스럽게 다 같이 합창을 하게 됩니다.

그림책 테라피와 동요는 찰떡궁합

그림책 테라피를 고안한 오카다 씨는 저서에서 심리학과 그림책에 대해 이렇게 말합니다.

'심리학을 그림책과 연결시켜 보면 어떨까? 그림책을 활용해 자기 계발에 대해 좀 더 쉽게 설명해 보면 어떨까?' 이런 관점에서 그림 책을 연구하기 시작하니 점점 재미있어졌습니다.

『그림책은 마음의 처방전』, 즈이운샤

어른이 그림책을 읽으면 깊은 깨달음을 얻을 수 있다고 생각한 저는 주변 어른들에게 그림책을 읽어 주기 시작했습니다. 같은 그림책이라도 저와는 다르게 해석하는 사람이 많다는 것을 깨달았습니다. 그림책에 대한 감상이나 그림책을 받아들이는 방식은 그 사람의 경험이나 가치관, 지식에 따라 달라진다는 것을 알고 나니 몹시 흥미로웠습니다. 마치 거울처럼 그림책이 그 사람을 비춰 주는 것 같습니다.

『그림책은 마음의 가교』, 즈이운샤

오카다 씨는 심리학과 자기계발을 토대로 그림책이라는 멋진 도구와 함께 '그림책 테라피'라는 방법을 만들어 냈습니다. 오카다 씨 저서에는 나와 있지 않지만 가족의 죽음을 경험하면서 깊은 슬픔에 빠진 상황에서도 자신을 들여다볼 수 있었기 때문에 이 그림책 테라피를 탄생시킬 수 있었다고 생각합니다.

사람은 살아가면서 많은 고통과 아픔을 겪습니다. 질병, 이별, 죽음, 실패, 불안, 공포, 절망, 슬픔…. 이것들이 마음에 깊은 상처를 남기기도 하고, 이로 인한 정서적 불안정은 다양한 신체적 증상을 일으킬 수 있습니다.

또한 자살률이 늘어나고 정신질환자가 급증하는 등 격동하는 현재의 삶 속에서 몸과 마음을 이완된 상태로 유지하기란 쉽지 않습니다. 따라서 이런 시대 상황에서 느끼는 불안과 고통, 고뇌를 완화시키고 해소해 주는 심리학적 방법이 다양한 관점에서 더 필요해질 것이라 생각됩니다.

저는 오카다 씨의 '그림책 테라피스트 양성 강좌'를 수료한 뒤 평소에는 그림책 테라피스트 협회가 인정한 '그림책 테라피스트'로 활동하고 있습니다. 제 강좌를 듣는 분들 중에는 '그림책'이라는 키워드와 일치하는, 아이를 기르고 있는 분들은 물론, 도서 담당자, 학생, 사업가 등 다양한 분들이 있습니다. 그림책과 동요는 궁합이 아주 잘 맞습니다. 그림책에 실린 동요를 다 같이 소리 내어 노래하는 것은 세대에 관계없이 놀라운 치료 효과가 있습니다.

그림책 테라피에서는 동요가 들어간 그림책을 '아이스브레이크 그림책*'이라 하여 프로그램의 시작 부분에서 활용하고 있습니다. 불안감이나 긴장을 풀고 분위기를 부드럽게 하는 효과가 있기 때문입니다.

* 아이스브레이크 그림책: 읽어 주면 처음에는 듣기만 하다가 어느 순간부터는 소리를 내서 같이 읽고 싶어지거나 답변을 하고 싶어지고 어떤 행동을 하고 싶어지는 그림책. '아이스브레이크'는 참가자들의 불안감과 긴장을 보이지 않는 얼음벽에 비유하여 차가운 얼음을 깨는 방법이라는 뜻으로 쓰임.

들으면서 치료하는 동요 요법

심리 치료는 마음과 정신을 변화시키는 것에 그 목적이 있습니다. 수많은 심리 요법이 있지만, 그중 동요 요법의 효과를 이해하기 쉬운 예가 음악 치료입니다.

저는 예전에 홋카이도의 한 전문학교에서 근무했는데, 그 학교에 '음악요법학과'가 있었습니다. 학생들은 음악의 기초를 배우고 음악을 활용한 프로그램을 기획해서 주로 노년층을 대상으로 특별한 내용의 활동을 하고 있었습니다. 그 실습(실제 노인들을 대상으로 한 현장 활동) 현장을 수없이 지켜보면서 음악 치료의 놀라운 효과를 직접 목격했습니다.

'특별한 내용'이란 대상자로 하여금 태어난 무렵, 유년 시절, 청년 시절, 육아 시기, 장년 시기 등 그 시대의 배경과 추억, 생활 상황, 그리고 그 시절 불렀던 노래나 들었던 노래를 통해 지금까지의 자신의 삶을 떠올리게 하는 방법입니다(회상법).

이 기술이 음악 치료의 큰 축입니다. 과거를 되돌아보며 현재의 동기를 부여함으로써 오늘을 열심히 살아가는 것이 결국 내일인 미래와 연결된다는 사실을 깨닫게 하는 것입니다. 이런 점에서 동요 테라피가 앞으로 더욱 중요한 분야가 될 것으로 예상됩니다.

동요는 어린 시절의 추억과 밀접하게 관련되어 있습니다. 동요를 들으면 무의식적으로 어린 시절의 감정이 그대로 느껴집니다. 한 시대를 풍미한 히트곡은 그때 그 노래를 듣던 사람들만을 그 시절로 돌아가게 하지만, 동요는 누구나 거치는 어린 시절 또는 자녀들의 어린 시절과 그대로 겹쳐집니다.

우리가 동요를 배우는 것은 주로 초등학교 음악 교과서를 통해
서이지만 어린 시절 어머니가 불러 주신 노래로 기억에 남아 있
는 동요도 많습니다. 어머니의 노래에는 자식에 대한 사랑이 담
겨 있기 때문에 동요를 듣는 것만으로도 마음이 평화로워지는 것
같습니다. 그렇기에 동요에 관심을 갖다 보면 심리적으로도 큰
평안을 얻는 긍정적인 효과가 있는 것이 아닌가 생각됩니다.

심리 치료가 주는 영향은 다양합니다. 현재의 심리 치료는 사
회적 병리와 정신질환에 대한 대처법 외에 더 나은 삶을 찾아 활
기차고 자유로운 삶을 영위하기 위한 방법으로 많이 이용됩니다.
많은 사람들이 심리 치료를 접할 수 있는 기회가 늘면서 앞으로
심리 요법으로서의 동요의 효과가 더욱 기대되며 실제로 큰 힘을
발휘할 것으로 믿습니다.

그림책 테라피스트
시오야 다카하루

아들러 심리학의 활용

최근 들어 많이 소개되고 있는 '아들러 심리학'이 어떤 내용인지 알고 계시나요? 사실 이 아들러 심리학이야말로 동요 테라피의 근간을 이루는 심리 치료 이론입니다.

이론편의 마지막 장인 제7장에서는 아들러 심리학이 어떻게 개인을 변화시킬 수 있는지 설명합니다.

'아들러 심리학'이란?

아들러 심리학은 쉽게 말하면 소극적인 사고방식을 적극적인 사고방식으로 바꿔 나갈 수 있도록 돕는 학문이라 할 수 있습니다. 오스트리아의 정신과 의사인 알프레드 아들러가 제창한 이론을 제자들이 체계화한 것입니다.

아들러 심리학에서는 '인간은 상대적으로 마이너스 상태(열등감을 느끼는 위치)에서 상대적으로 플러스 상태(우월감을 느끼는 위치)를 지향하여 행동한다'고 말합니다.

정식 명칭은 '개인 심리학'인데 그 이유는 인간이란 존재를 '개인'이라는 하나의 개체로 통합하여 더 이상 나눌 수 없는 존재로 보기 때문입니다. '인간은 의식과 무의식으로 분열된 존재'라고 말하는 프로이트 심리학에 대립되는 개념입니다.

아들러 심리학에서는 인간의 삶이란 개인이 자신에게 부족한 점을 스스로 인정하고 이를 극복하려고 노력함으로써 더 좋은 방향으로 나아가는 것이라고 말합니다.

나를 변화시키는 다섯 가지 키워드

아들러 심리학에 따르면 개인이 주체적으로 자신의 모든 것을 형성시키기 때문에 기본적으로 사람은 달라질 수 있습니다.

다음에 소개하는 다섯 가지를 키워드로 매일매일 긍정적인 생각을 갖고 인생을 살아가는 것이 중요합니다.

- 아들러 심리학의 다섯 가지 키워드 -

① 내 일과 남의 일을 혼동하지 않기
남의 일에 필요 이상 참견하지 않고 멀리서 지켜본다.

② 남에게 칭찬받으려고 애쓰지 않기
남에게 칭찬받기 위해 살기보다는 스스로에게 정직하려고 노력한다.

③ 내 시각을 바꾸기
반이 채워진 물컵을 보고 물이 반밖에 없다고 생각하기보다 아직 반이나
남았다고 긍정적으로 생각한다.

④ 내일부터 행동 바꾸기
과거는 바꾸지 못하지만 미래는 스스로의 의사결정으로 바꿀 수 있다.

⑤ 나 스스로 결정하기
내 인생은 나 스스로 개척해 간다.

어느 것 하나 어려운 내용은 없습니다. 모두 일상생활에서 깨닫고 실천할 수 있는 것들입니다. 아들러 심리학의 발상법이 소극적인 상태를 어떻게 적극적으로 바꾸는지 하나씩 자세히 살펴보도록 합시다.

① 내 일과 남의 일을 혼동하지 않기

　부모들은 대개 자녀가 공부를 게을리 하면 미래를 위해 공부를 열심히 하라고 다그칩니다. 물론 이것은 부모가 자식을 사랑하는 마음에서 하는 충고입니다. 하지만 아이 스스로 자신의 미래를 계획할 수 있도록 하면 부모와 자녀 모두 자신의 삶에 집중할 수 있습니다.

《지금까지는》

　부모: "자, 공부해야지, 지금 공부하지 않으면 성공한 인생과는 점점 멀어질 거야."

　자녀: "또 잔소리…."

　(아예 공부할 마음이 없어지거나 마지못해 책상에 앉더라도 집중하지 못함)

《내 일과 남의 일을 혼동하지 않으면》

　부모: "숙제 있지? 숙제를 열심히 하고 공부도 잘하면 어떤 미래가 기다리고 있을까?"

　자녀: "…?"

('숙제를 하면 공부에 도움이 되겠지? 공부가 잘 되면 공부가 더 재미있어질 거야. 이렇게 하면 나중에 잘살 수 있을까…?' 이렇게 생각하며 스스로 책상에 앉아 공부를 시작함)

② 남에게 칭찬받으려고 애쓰지 않기

상대방의 기대에 맞추다 보면 정작 자신은 자유롭게 행동하지 못할 때가 있습니다. 그럴 때는 정말 내가 하고 싶은 일을 하고 있는지 한 번 더 냉정하게 자신의 행동을 돌아봐야 합니다.

😟 《지금까지는》

"(사실 하고 싶은 일은 아니지만 내가 이렇게 하면 다른 사람들이 '대단하다'고 칭찬해 주니까….) 제가 할게요."

😄 《남에게 칭찬받으려고 애쓰지 않으면》

- "(사실 나는 저 일을 하고 싶지 않아. 그러니까 나에게 솔직해지기로 결심했어.) 죄송하지만 전 할 수 없습니다."

- "(사실 나는 저 일을 하고 싶지 않지만 내게 주어진 과제야. 그리고 내가 그것을 해내면 장래에 큰 도움이 될 테니까 긍정적으로 생각하자.) 제가 할게요."

③ 내 시각을 바꾸기

노년층은 스스로 "이제 ○○살 노인"이라며 하고 싶은 일이 있어도 포기해 버릴 수 있습니다. 그럴 때 '○○살이나 먹었으니 자식과 손주들에게 내 경험을 전해 줄 수 있다'고 생각해 보면 어떨까요? 이런 생각은 긍정적인 기운을 주고, 그럼으로써 우리는 더 성장할 수 있습니다. 이는 동요 테라피 기법과도 연관됩니다.

😟 《지금까지는》

"난 이젠 75살이나 됐어…. 할머니라 그런 일은 절대 못 해."

😃 《내 시각을 바꾸면》

- "난 75살이니 가족과 지역 사회를 위해 내 경험을 공유할 수 있어. 내가 젊었을 땐 ○○은 있었지만 △△는 없었지. 지금은 이런 편리한 도구가 있으니 감사하면서 생활할 수 있잖아."

- "우리 동네 80살 노인은 그 나이에 에베레스트 등반까지 해냈지! 그 노인의 아버지는 99살 때 몽블랑 빙하를 활강하는 엄청난 위업을 달성했다고! 지금 나는 75살이야. 우리 동네 그 노인에 비하면 다섯 살이나 적고 그의 아버지와 비교하면 아직 24살이나 젊잖아! 그러니 아직 나도 뭔가를 해낼 수 있을 거야!"

④ 내일부터 행동 바꾸기

우리는 과거의 실패를 상기하면서 거듭 반성을 합니다. 저도 많은 실패와 좌절을 겪어 왔습니다. 반성은 필요하지만 후회는 금물입니다. 후회하면 그만큼 앞으로 나아가기가 두려워지고 뒤만 돌아보게 되어 적극적인 태도를 갖기 힘듭니다. 그보다는 미래를 향해 뭔가 목표를 세워 하나하나 이루어 나가는 것이 훨씬 중요합니다. 그렇게 하면 희망찬 미래를 맞이할 수 있습니다.

😟 《지금까지는》

"아, 그때 그런 실패를 했지…. 난 참 어리석었구나…"

😄 《내일부터 행동을 바꾸면》

"난 실패를 했지만 그때 상황을 생각하면 그럴 수밖에 없었으니 어쩔 수 없는 일이야. 그런 긴박한 상황은 자주 일어나지 않아. 이제는 신중하게 잘 해나가자."

⑤ 나 스스로 결정하기

　지금까지 살펴본 개념을 종합하여 무엇을 하든 자신의 의지대로 밀고 나갈 수 있도록 노력합시다. 그렇게 하면 비록 실수를 하더라도 그것을 남 탓으로 돌리지 않게 됩니다. 오히려 자신의 결정에서 비롯된 것이라고 생각하고 행동하면 모든 일을 자신의 책임으로 여기게 되어 누군가를 비난하며 시간을 낭비할 일도 없어집니다.

😟 《지금까지는》

　"그때 실패를 했지…. 그런데 그 일은 누군가가 내게 억지로 시켰던 거야. 난 하기 싫었지만 어쩔 수 없이 하다가 결국 실패를 했어…. 그 사람 때문에 내가 이렇게 돼버렸어…."

😀 《나 스스로 결정하면》

　"그때 그 사람이 그렇게 하라고 했지만 결국 내 결정으로 행동했으니 실패해도 어쩔 수 없지…. 누구 탓으로 돌릴 순 없어. 다음에는 실패하지 않도록 조심하면 돼."

지금까지 아들러 심리학의 다섯 가지 키워드를 살펴보았습니다. 심리학은 결코 어려운 것이 아닙니다. 일상생활의 매 순간에 아들러 심리학을 적용하여 적극적으로 활용해 보시기 바랍니다.

이 아들러 심리학을 동요의 힘과 융합한 것이 바로 동요 테라피입니다.

제8장부터는 실천편입니다.

동요에서 찾은,
몸과 마음을 회복하는 방법

동요 테라피 8단계

그럼 이제부터는 동요 테라피를 어떻게 실행하는지에 대해 설명하겠습니다. 이번 장은 동요 테라피를 머릿속으로 따라해 보며 체험할 수 있도록 구성했습니다.

준비물

동요 테라피에 필요한 것은 딱 세 가지입니다. 인원수만큼의 의자와 동요를 듣기 위한 CD와 플레이어만 있으면 됩니다.

동요 테라피는 크게 다음 세 가지 활동으로 구성됩니다.

① 기맥(氣脈: 마음의 맥(脈))이 통하게 하고 심호흡을 한다.

② 동요를 듣고 옛일을 떠올린다(과거에 대한 향수와 회고).

③ 노래의 주제에 맞춰 내용에 대해 의견을 나누고 함께 슬퍼하거나 기뻐하면서 감정을 공유한다(뇌과학과 아들러 심리학을 응용한 심리 치료).

이 세 가지 활동을 다음과 같이 8단계로 나누었습니다.

1단계	서로 마주보고 기맥이 통하게 한다.	[소요시간: 30초]
2단계	크게 세 번 심호흡을 한다.	[소요시간: 1분]
3단계	동요를 듣고 옛일을 떠올린다.	[소요시간: 2분]
4단계	강사가 대화 주제를 제시한다.	[소요시간: 1분]
5단계	아무나 먼저 주제에 맞게 대화를 시작한다.	[소요시간: 1분]
6단계	서로 번갈아 가며 1~5단계를 반복한다.	[소요시간: 1분]
7단계	다시 기맥이 통하게 하고 웃으며 악수한다.	[소요시간: 30초]
8단계	다른 사람으로 상대를 바꾸어 진행한다.	[소요시간: 1분]

1단계부터 8단계까지 시간이 허락하는 한 반복합니다. 곡에 따라서는 '함께 노래하는 활동'도 포함됩니다.

테라피 1회에 소요되는 시간은 참가 인원에 따라 다르지만 30분에서 1시간 정도가 좋습니다. 참고로 저는 1시간에 5곡 정도를 듣습니다. 각 단계별로 소요 시간을 정해 두었으니 참고하세요.

진행은 전문 동요 테라피스트가 맡는 것이 바람직하지만, 가족이나 동료끼리도 할 수 있습니다. 어떤 동요가 적합한지는 제10장에 44곡을 엄선해 놓았으니 참고하십시오.

그럼 이제 각 단계별로 설명하겠습니다. 조금이나마 실제 분위기가 느껴지도록 강사와 참가자가 대화하는 형식을 사용했습니다. 강사인 저와 몇 명의 참가자가 있는 설정으로, 그중 두 사람을 각각 A(여성)와 B(남성)로 지칭하고 이 둘이 한 팀이라고 가정하고 설명하겠습니다.

서로 마주보고 기맥이 통하게 한다 [소요시간: 30초]

강사: "우선 서로 마주보고 앉아 상대방의 눈을 보세요."

A와 B가 서로 마주본다.

강사: "마음이 차분해진 상태에서 서로 마음이 통했다고 느끼면 일단
눈을 감아 주세요."

참가자들은 두 사람이 한 팀이 됩니다. 경우에 따라 세 사람도
가능하지만 여기서는 두 사람인 상황으로 설명하겠습니다.

서로의 눈을 바라보며 마음을 하나로 모읍니다. 서로 마음이
통했다고 느끼면 일단 눈을 감습니다. 두 사람의 마음이 하나가
되면 마음의 맥脈인 기맥氣脈이 통할 수 있습니다.

크게 세 번 심호흡을 한다   [소요시간: 1분]

강사: "그러면 이제 크게 심호흡을 합시다.

코로 크게 숨을 들이마시며 천천히 여덟까지 세세요.

다음은 크게 입으로 숨을 내쉽니다.

'나는 숨을 쉬고 있다'고 생각하면서 뇌를 호흡에만 집중시키세요.

이 동작을 세 번 반복하세요."

A와 B는 마주보는 상태에서 눈을 감고 숨을 들이마시고(8초) 숨을 내쉰다(8초).
이 동작을 3회 반복한다.

동요를 듣기 전에 마음을 차분히 가라앉히기 위한 것이므로 심호흡을 하는 것이 매우 중요합니다. 특히 세 번 깊고 크게 숨을 들이마시고 내쉬는 것이 중요합니다. 각 8초씩 호흡에만 의식을 집중시켜도 마음이 상당히 편안해집니다.

2단계는 일본의 좌선과 인도의 요가를 응용하여 미국에서 만든 명상법Mindfulness을 도입한 것입니다. 뇌에서 사고를 담당하는 영역인 '전두연합야'를 호흡 활동에 집중시켜 기억을 담당하는

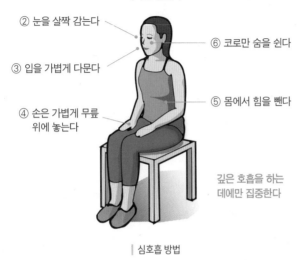

① 척추에 힘을 주고
똑바로 앉는다

② 눈을 살짝 감는다

⑥ 코로만 숨을 쉰다

③ 입을 가볍게 다문다

⑤ 몸에서 힘을 뺀다

④ 손은 가볍게 무릎
위에 놓는다

깊은 호흡을 하는
데에만 집중한다

| 심호흡 방법

해마를 안정시킵니다. 뇌과학 이론에 따르면 이렇게 하면 동요를
쉽게 흡수할 수 있다고 합니다.

〔2단계 포인트〕

• 명상에 의한 정신 통일

• 뇌과학의 응용

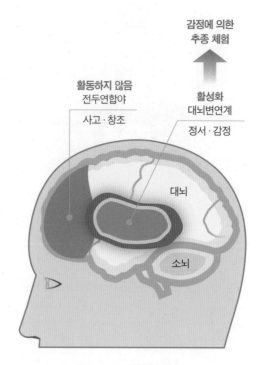

감정에 의한
추종 체험

활동하지 않음
전두연합야

사고 · 창조

활성화
대뇌변연계

정서 · 감정

대뇌

소뇌

| 동요를 듣고 있을 때의 뇌

동요를 듣고 옛일을 떠올린다 [소요시간: 2분]

강사: "그럼 눈을 감은 채 동요 〈단풍〉을 들어 봅시다. 음악을 들으며 옛일을 천천히 떠올려 봅시다."

A와 B는 눈을 감은 채 〈단풍〉을 듣는다. 이때 어깨에 힘을 뺀 상태에서 〈단풍〉을 듣는 데에만 집중한다.
이 노래를 듣고 부르던 시절에 있었던 일이 계속 떠오른다.

명상을 하면서 조용히 동요를 듣기만 해도 심리학적으로는 몸이 건강해지고 감수성이 깨어납니다. 그러면 불안이 해소되고 느긋하고 차분한 느낌이 들면서 그 노래에 얽힌 옛일이 계속 떠오릅니다.

동요를 흘려듣는 것 역시 마음을 편안하게 해주기 때문에 바쁠 때나 문득 옛날이 그리워질 때 동요를 듣기만 해도 마음이 안정됩니다.

한편 보다 전문적인 동요 테라피를 실행할 때는 자격이 있는

'동요 컨시어지'가 시간과 장소, 상황에 따라 준비한 노래를 들려줍니다. 그 다음에 뇌과학이나 아들러 심리학을 활용한 심리 치료에 들어갑니다.

한 곡을 다 듣고 나면 4단계로 넘어갑니다.

〔3단계 포인트〕

• 명상에 의한 정신 통일

• 뇌과학의 응용

• 아들러 심리학의 키워드 ⑤ '나 스스로 결정하기'
  마음을 차분히 가라앉히면서 기분을 새롭게 하면 옛 시절의 그리운 일들이 떠오른다.

강사가 대화 주제를 제시한다 [소요시간: 1분]

강사: "지금 들으신 노래는 〈단풍〉이었죠? 2절에서 '빨강 노랑 형형
색색 물 위를 수놓네'라는 가사가 나왔어요. 이것을 사람에 빗
대어 표현하면 '청춘 시절을 거쳐 말년에 이르고 결국 소멸하는
것이 인생의 순리이지만, 말년에도 다시 한 번 멋지게 꽃을 피
울 수 있다'는 뜻으로도 해석할 수 있겠네요. 그럼 여러분이 말
년에 이르러 이 단풍의 나뭇잎처럼 다시 한 번 꽃 피울 수 있다
면 가족이나 후세에게 무엇을 남기고 싶나요? 이런 내용으로
서로 이야기해 봅시다."

대화 주제는 바로 직전에 들은 곡과 관련된 것으로 설정합니
다. 다음 예를 참고하세요.

〈단풍〉

"인생의 말년에 다시 꽃을 피운다면 어떤 일을 하고 싶습니까?"

〈목장의 아침〉

"아침 일찍 일어나서 기뻤던 일 또는 즐거웠던 일이 무엇입니까?"

〈봄아 빨리 와〉

"자신을 힘들게 했던 일은 어떤 것이었습니까?"

아무나 먼저 주제에 맞게 대화를 시작한다   [소요시간: 1분]

A: "글쎄요, 제가 다시 한 번 꽃을 피울 수 있다면 딸들에게 도시락
싸는 방법을 가르치고 싶어요. 요즘 유행인 캐릭터 도시락을 함
께 만들고 싶어요. 보기에도 귀엽고 예쁘잖아요. 정성을 들인 만
큼 사랑하는 마음도 전할 수 있어요. 손주들이 커서 가정을 꾸리
면 캐릭터 도시락을 만들어 주던 멋진 엄마를 기억할 거예요. 그
리고 엄마가 했던 것처럼 이번에는 손주가 자기 아이에게 캐릭터
도시락을 만들어 주는 거죠. 도시락을 예쁘게 잘 싸면 아이들뿐만
아니라 남편도 좋아할 테니 당연히 집안 분위기도 밝아지겠죠. 그
래서 제 소망은 '도시락을 잘 싸는 방법을 가르치는 것'입니다."

B: "그렇군요. 좋네요! 저도 그 도시락을 먹어 보고 싶어요"

우선 2인 1조가 되어 한 사람이 주제에 따라 자기 느낌을 상대에게 전달합니다. 슬프거나 힘들었던 이야기, 즐겁고 기뻤던 이야기, 앞으로의 소망 등을 말하면 됩니다.

듣는 사람은 말하는 사람의 이야기를 잘 듣고 공감의 표시로 고개를 끄덕여 주는 것이 좋습니다.

〔5단계 포인트〕

- 명상에 의한 정신 통일

- 뇌과학의 응용

- 아들러 심리학의 키워드 ③ '내 시각을 바꾸기'
  인생의 마지막 시기를 보내고 있지만 '이제 끝이고 아무것도 남지 않았다'고 부정적으로 생각하기보다는 단풍도 초록색에서 빨간색, 노란색으로 변하지만 마지막까지 아름다운 모습으로 사람들을 기쁘게 해주고, 심지어 나무에서 떨어져도 '빨강, 노랑, 형형색색 물 위를 수놓듯' 아름다운 모습을 남기는 것처럼 죽기 직전까지 무언가를 할 수 있다는 자신감을 가질 수 있게 된다.

서로 번갈아 가며 1~5단계를 반복한다 [소요시간: 1분]

강사: "그럼 이제 역할을 바꿔서 다시 서로 이야기를 나누세요."

B: "이번에는 제 차례군요, 제가 다시 꽃을 피울 수 있다면…. 제가
시조를 좋아하니까 시조를 많이 지어서 동인지에 투고해 볼까요?
당선되면 제 이름이 실릴 테니 제가 이 세상에서 사라져도 책과
제 이름과 시조는 남겠죠. 모습을 바꿔서 가족 곁에 있을 수 있는
셈이네요."

A: "그거 좋네요. 제게도 당신의 작품을 꼭 보여 주세요."

듣는 사람과 말하는 사람을 교체합니다. 이번에도 듣는 사람은
말하는 사람의 이야기를 잘 듣고 공감하면서 고개를 끄덕입니다.

다시 기맥이 통하게 하고 웃으며 악수한다 [소요시간: 30초]

강사: "감사합니다. 여러분, 박수 부탁드립니다.

(박수 소리로 가득해지면) 좋아요!!

(활짝 웃으며 두 엄지를 세우고) 그럼 다시 서로 마주보면서

기맥이 통하게 하세요.

그리고 웃으면서 서로 악수를 하세요.

네, 감사합니다."

A와 B는 서로 마주보고 기맥이 통하게 한다. 그런 다음 웃으며 악수를 한다.

강사가 종료 신호를 보내면 서로가 다시 마주보고, 헤어지기 전에 다시 두 사람의 마음을 하나로 일치시킵니다. 아마 3단계 때보다 훨씬 더 서로 마음이 잘 통하는 느낌이 들 것입니다.

- 뇌과학의 응용
- 이성과의 접촉: 기맥을 통하게 하고 사적인 대화를 나누면서 친근감이 쌓인 사람들끼리는 웃는 얼굴로 서로의 살갗을 맞대는 스킨십도 이뤄진다. 이때의 '설렘'은 옥시토신의 분비를 촉진시킨다.

8단계

다른 사람으로 상대를 바꾸어 진행한다　　　[소요시간: 1분]

강사: "이제 다음 사람으로 상대를 바꿉니다. 다음 들으실 노래는…"

A와 B는 각각 상대를 바꾼다.
'다음에는 어떤 사람과 짝이 될까'라는 기대감 또는 설렘은 기분이 들뜨게 한다. 이것은 결과적으로 긍정적인 사고를 유발한다.

두 사람은 웃는 얼굴로 헤어지면서 다음 상대를 찾습니다.
그리고 1단계로 돌아가 새 노래를 듣습니다.

이 8단계의 반복이 동요 테라피의 핵심입니다.

　서로 대화를 통해 함께 슬퍼하고 기뻐하면서 감정을 공유하면 힘들고 외로웠던 마음이 서서히 치유되어 갑니다. 그리고 점차 즐겁고 너그러워지고 힘이 납니다.

　또한 이야기를 하다 보면 자연스레 친근감이 생기고 웃으며 서로의 손도 잡게 되는데, 이때 이야기를 하는 상대가 이성이라면 설렘은 더해집니다. 이러한 행위는 옥시토신의 분비를 돕는다고 합니다. 옥시토신은 '사랑의 호르몬' 또는 '행복의 호르몬'으로도 불리며 정서를 안정시키고 행복감을 높여 주는 효과가 있습니다. 또한 이 과정에서 뇌가 활성화되기 때문에 노인들의 경우 치매의 진행을 지연시키는 효과도 있습니다.

제
9
장

동요 테라피가 일으킨 반향

신문에 소개된 동요 테라피

예전에 동요 테라피에 대한 기사가 신문에 실린 적이 있었습니다. 동일본 대지진과 구마모토현 지진 등의 재난 현장에서 이재민들을 대상으로 동요 테라피가 실제로 어떻게 실행되었는지 다루었습니다. 그 기사를 소개합니다.

동요 요법으로 이재민의 고충을 치유한 환경대학 교수

공립 돗토리환경대학교, 야마니시 교수가 고안한 동요 테라피
듣고 부르며 스트레스 감소

공립 돗토리환경대학교의 야마니시 도시히로 교수(언어 사회학, 인지 심리학)가 동요와 창가를 이용해 사람들의 마음을 치유하기 위해 노력하고 있다. 독자적으로 창안한 동요 테라피를 동일본 대지진 이재민들에게 실시하고 있으며, 구마모토 지진 현장에서도 자원봉사자로 참여해 이재민들의 고충을 치유하고 있다.

동요 테라피는 그 사람이 처한 환경에 적합한 동요나 창가를 선택하여 듣고 부르게 함으로써 마음이 치유되는 것을 느낄 수 있도록 하는 방법이다. 가사가 전달하는 메시지를 느끼면서 지난 추억에 대해 서로 이야기를 하고, 여기에 전문적인 심리학을 응용하면 효과가 나타난다고 한다.

야마니시 교수는 지금까지 동일본 대지진 자원봉사 활동으로 이와테현에서 이재민들을 치료했으며 도치기현의 오야마시와 가누마시에서도 시민 공개 강좌를 열고 있다. 4월에 돗토리환경대학에 부임하자마자 구마모토 지진이 발

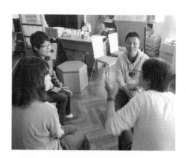

동요 테라피를 통해 이재민들의 스트레스를 완화시켜주고 있는 야마니시 교수(오른쪽 위) -구마모토현 마시키초 제공

생했고, 장기 휴가를 받아 홀로 구마모토현으로 향했다.

자원봉사 조직인 YMCA의 협조를 얻어 약 120명이 대피하고 있는 마시키초 종합체육관에서 40분간 동요 테라피를 실시했다. 야마니시 교수는 〈모모타로〉 〈고이노보리〉 〈고향〉 등의 노래들을 들려주고 어린 시절의 즐거웠던 추억을 말해 보게 함으로써 동심으로 돌아가 평화와 희망과 꿈을 갖도록 하는 게 중요하다고 역설하였다.

참가자들은 사람들로 북적거리고 스트레스와 긴장의 연속인 상황 속에서 동심으로 돌아가 즐겁게 노래를 부를 수 있어 좋았다며 감사의 말을 전했다. 야마니시 교수는 "걸어서 일본을 종단했던 젊은 시절 구마모토 주민들에게 진 신세에 보답하고 싶었다. 그들의 힘겨움을 조금이라도 더는 데 도움이 됐으면 좋겠고, 동요 테라피로 마음을 치유받는 사람들이 더 많아지도록 노력하겠다"고 말했다.

마에지마 히데오

또 칼럼을 통해 '동요 테라피'에 대해 짧게 정리한 내용도 소개합니다.

지금 어른들에게는 동요가 정말 필요해 : 동요 테라피

'유채밭 달무리 희미해지니 저 산마루 안개 짙어지네', '노을에 비추인 산 단풍⋯' 이 가사를 읽으면 여러분은 무엇이 떠오르는가. 이 노래를 부르던 초등학교 시절과 엄마와 함께 손잡고 거닐던 단풍나무 아래의 그 길 등 다양한 추억이 노래와 함께 되살아났을 것이다.

연일 여러 뉴스가 신문을 떠들썩하게 하고 있다. 교통 및 재해로 인한 사망 사고, 무차별적인 테러로 인한 수많은 인명 피해, 인간관계가 얽히고설켜 발생한 살상 사건 등 어두운 뉴스가 매일 지면을 장식한다. 그럼 우리의 일상생활을 떠올려 보자. 인간관계로 인한 스트레스에 시달리는 직장인들, 육아 문제로 고민하는 부모들, 학생 지도로 매일 눈코 뜰 새 없는 교사들. 그런 가운데 어린 시절에 듣고 흥얼거렸던 동요를 다시 한 번 문득 들어 본다면 어떨까? 부르기만 해도 왠지 어깨에 짊어진 무거운 짐을 내려놓는 느낌이 들지 않는가. 이렇게 힘든 나날을 보내고 있는 사람들을 도울 수 있는 방법 중 하나가 이 동요 테라피다.

동요 테라피는 말 그대로 동요를 듣고 옛 시절의 좋았던 기억을 떠올리며 회상하는 것이다. 동시에 심리 요법과 융합하여 당시 즐거웠던 일이나 추억을 되돌아보게 한다. 때로는 지금 겪고 있는 괴로운 일이나 힘든 일을 함께 동요 테라피에 참가한 옆 사람과 공유할 수도 있다. 그러면서 조금씩 활기를 되찾게 된다.

동요 〈단풍〉의 1절은 '노을에 비추인 산 단풍 진한 단풍 연한 단풍'이라는 가사로 시작되며 밝고 깨끗한 느낌을 준다. 한편 2절에서는 '계곡 따라 흩어진 단풍 물결에 실려'라며 그 아름다움의 극치와 애처로움을 표현하고 있다. 과연 이 노래에 담긴 주제는 무엇일까? 인간에 비유하면 생애 마지막(잎이 질 때) 순간에도 사람은 아름답게 빛날 수 있다는 얘기일 것이다. 이 노래를 통해 내 생애 마지막에 꽃 피울 수 있는 일은 무엇일지 자문자답 해볼 수 있다. 그렇게 하면 '이제 ○○살 노인이라서…'라고 생각하기보다는 '○○살이니 자식과 손주들에게 내 경험을 전수할 수 있다'고 긍정적으로 생각할 수 있게 된다. 그렇게 우리는 〈단풍〉이란 노래를 통해 더 배우고 성장할 수 있다.

이렇게 인지(아들러) 심리학의 관점에서 보면 일상생활에 지친 성인이나 무의미하게 말년을 보내고 있는 노인들이야말로 동요를 듣고 옛 시절의 좋았던 기억을 떠올리면서 적극적으로 동요 테라피를 실천하면 보다 즐거운 삶을 누릴 수 있다. 여러분도 어린 시절로 되돌아가 다시 동요를 들어 보기 바란다.

동요의 내용과 주제를 바탕으로 뇌과학과 아들러 심리학을 응용한 심리 치료를 병행하여 더 심도 있게 동요 테라피를 진행하면 참가자들끼리 서로의 마음 깊숙한 곳까지 터놓고 이야기할 수 있게 되고, 마지막에는 치유와 회복의 기적이 일어납니다.

동요 테라피 체험자들의 소감

마지막으로 지금까지 동요 테라피에 참가한 분들의 의견을 일부 소개합니다.

① 기업 경영자들

출근 전 새벽 6시 스터디반에서 동요 테라피 강좌를 들은 분들의 소감입니다.

- 동요 테라피 세미나, 정말 좋았습니다. 〈고향〉을 노래하면 눈물이 납니다. 남녀노소 누구에게나 동요 테라피가 필요하다고 생각합니다.

아키후사: 50대 남성, 돗토리현 사카이 미나토시

- 오늘의 동요 테라피 세미나로 기분이 상쾌해졌습니다. 앞으로는 긍정적으로 살아갈 수 있을 것 같습니다.

아쓰코: 60대 여성, 시마네현 마쓰에시

- 오늘은 어린 시절이 생각났습니다. 이건 소중한 것이지요.

기누에: 60대 여성, 시마네현 마쓰에시

• 오랜만에 동요를 들으니 얼굴 근육이 부드러워진 것 같습니다.

요스케: 60대 남성, 시마네현 마쓰에시

• 〈고향〉을 부르며 제 고향이 부모님임을 알고 울었습니다.

아키노리: 70대 남성, 시마네현 마쓰에시

• 매일 정신이 없었는데 오랜만에 여유로운 시간을 보냈습니다. 제가 살아 있다는 느낌이 들었습니다.

도시히로: 70대 남성, 시마네현 마쓰에시

• 나이 들어 동요를 들으니 인생을 되돌아보게 되었고 새로운 마음가 짐을 가지게 되었습니다.

야스토미: 70대 남성, 시마네현 마쓰에시

• 평소에도 동요를 많이 불러서 가사와 멜로디가 익숙한 노래들이었지 만 이렇게 다시 마음을 차분하게 하고 동요를 들으니 정말 좋았습니 다. 음악이 더 좋아졌습니다.

도모히로: 70대 남성, 돗토리현 요나고시

② 양로원을 방문한 자원봉사 오카리나 연주단원들

대부분 50대 이상으로 구성되었으며, 오카리나를 연주하며 위문 활동을 하고 있는 분들의 소감입니다.

• 평소 직장 일로 너무 바빠 정신없이 살았는데 동요를 듣고 나니 좀더 여유를 가져도 괜찮겠다는 생각이 들었고 초심으로 돌아갈 수 있었습니다.

리에: 40대 여성, 돗토리현 돗토리시

• 동요 테라피를 체험하고 나니 하루를 즐겁고 긍정적으로 살아야겠다는 생각이 들었습니다. 그리운 동요를 들으며 옛 시절을 회상하니 마음도 너그러워지는 것 같습니다.

요시에: 50대 여성, 돗토리현 돗토리시

• 요즘 건강 때문에 신경이 좀 쓰였었는데 동요 테라피에 참여하면서 마음에 여유가 생기고 긍정적으로 바뀌어 열심히 잘 지낼 수 있을 것 같다는 생각이 들었습니다.

시즈코: 70대 여성, 돗토리현 돗토리시

- 동요를 들으니 어린 시절이 떠오르고 많이 치유된 느낌입니다. 부모님, 어린 시절 뛰놀던 산과 들, 평범한 일상 등 소중한 옛 추억들이 저를 다시 태어나게 해준다는 사실을 알게 되었습니다.

  사치코: 70대 여성, 돗토리현 돗토리시

- 명상으로 시작하여 심호흡을 하고 몸을 가지런히 하고 노래를 듣는 게 정말 좋았습니다. 몸도 마음도 편안했습니다. 모르는 사람과도 마음을 터놓고 대화할 수 있었습니다. 인생을 긍정적으로 살 수 있을 것 같아요. 집에 있을 땐 항상 동요를 틀어 놓고 싶습니다.

  야스코: 50대 여성, 돗토리현 돗토리시

- 어린 시절의 추억과 고향의 풍경, 돌아가신 부모님, 여러 가지 그리운 일들이 생각났습니다. 동요가 자연스럽게 입에서 흥얼거려지네요.

  도시오: 70대 남성, 돗토리현 돗토리시

- 제가 좋아하는 노래가 많아서 즐거웠습니다. 노래에는 모두를 웃게 하고 행복하게 해주는 큰 힘이 있는 것 같습니다.

  사치에: 60대 여성, 돗토리현 돗토리시

• 하루 종일 즐겁게 지내며 고민에서 해방되는 방법을 배웠습니다. 앞
  으로는 긍정적으로 살고 싶습니다. 그러려면 동요를 적극 활용해야겠
  습니다.

데이이치: 70대 남성, 돗토리현 돗토리시

• 그리운 동요를 들으니 옛일이 생각나 마음이 평온해졌습니다. 건강해
  지고 행복해지고 싶습니다.

레이코: 70대 여성, 돗토리현 돗토리시

• 어린 시절이 떠오르면서 편안하고 온화한 기분이 들었습니다. 동요가
  더욱 좋아졌습니다.

아쓰코: 50대 여성, 돗토리현 돗토리시

③ 대학생들

대학교에서 수업의 일환으로 수강한 학생들의 의견입니다. 돗
토리 중부 지진(2016년 10월 21일 리히터규모(M)6.6)의 직격탄을 맞은 후 수
강한 학생들이기 때문에 이재민들에 대한 생각도 적혀 있습니다.

• 차분한 음악은 마음을 평온하게 하는 효과가 있는 것 같습니다. 동요

를 들으니 어린 시절의 추억이 떠올라 그리움에 흠뻑 빠졌습니다. 동요를 듣고 자연스럽게 옛 기억이 떠오르는 것은 일상적인 일이 아니기에 아주 좋은 경험을 한 것 같습니다.

가나: 20대 여성, 돗토리현 돗토리시

• 동요 테라피를 실제로 받아 보니 받기 전과 후의 기분이 너무 달라 놀랐습니다.

다이스케: 20대 남성, 후쿠시마현 아이즈시

• 이런 심리적 경험은 처음이었습니다. 어릴 적 들었던 음악은 멜로디는 알고 있어도 가사는 잘 모르는 경우가 많은데 이번에 가사를 듣고 그 의미를 생각하면서 대화를 나누었더니 많은 것을 새롭게 알게 되었습니다.

유우키: 20대 남성, 돗토리현 돗토리시

• 동요를 듣고 그 내용에 대해 이야기를 해보니 평소 기억하지 못했거나 말하지 못했던 일이 생각났습니다. 나이 들어 마음의 평안이 필요할 때 꼭 필요한 방법인 것 같습니다.

고우타: 20대 남성, 돗토리현 돗토리시

• 동요 테라피를 받고 나니 마음이 매우 온화해지면서 즐거워졌습니다. 어렸을 때 동요를 들었던 기억이 머리에 떠올라 행복해졌습니다. 다시 나 자신을 되돌아보는 좋은 기회였습니다.

마유: 20대 여성, 돗토리현 구라요시시

• 마음의 평정이 중요한 어르신들에게 동요 테라피가 꼭 필요한 것 같습니다. 오늘 실제로 받아 보고 무척 마음이 편해졌습니다. 심호흡과 함께 하니 더 편안해진 느낌이었습니다.

사나에: 20대 여성, 에히메현 에히메시

• 동요 테라피를 받고 어린 시절이 떠올라 마음이 따뜻해졌습니다. 초등학교 시절로 돌아간 기분이 들어 아주 평온해졌습니다. 하나의 이미지에서 다양한 이야기가 연상된다는 것도 알았습니다.

사야카: 20대 여성, 돗토리현 돗토리시

• 우리나라의 문화나 사계절과 연관된 노래를 들으니 왠지 그리움이 느껴지고 동심으로 돌아가 자연 속에서 즐겁게 놀고 싶은 생각이 들었습니다. 노래에는 상상 이상의 힘이 있는 것 같습니다. 대피소에서 힘겨운 나날을 보내고 있는 분들도 세대 차의 벽을 넘어 마음을 공유

하며 즐길 수 있으면 좋겠습니다.

가즈미: 10대 여성, 돗토리현 돗토리시

수강생 중 한 명이었던 몽골 유학생도 감상을 적어 주었습니다.

• 가사의 의미를 제대로 이해할 수는 없었지만 멜로디만으로도 치유되
는 느낌이 들었습니다. 파트너와의 대화도 무척 좋았습니다.

오유: 20대 여성, 몽골 울란바토르시

④ 돗토리 중부 지진 이재민들

돗토리 중부 지진의 직격탄을 맞고 학교 체육관에서 대피 생활
을 하던 이재민들에게 트라우마 치유 자원봉사의 일환으로 2016
년 11월에 동요 테라피를 실시했습니다. 모두들 솔직하게 대답해
주었습니다.

• 눈을 감고 동요를 들었더니 마음이 편안해졌습니다. 마룻바닥에서 함
께 지내던 사람들의 얼굴에도 조금씩 여유가 생기는 걸 알 수 있었습
니다. 이런 시간을 공유할 수 있어서 좋았습니다.

요코: 50대 여성, 돗토리현 구라요시시

• 동생이 뇌경색으로 쓰러졌습니다. 이 동요를 들으니 눈물이 났습니다. 울고 있으면 안 되는데….

하루미: 70대 여성, 돗토리현 구라요시시

• 마음이 치유되었고 〈고향〉이라는 노래가 특히 좋았습니다. 어머니와의 어린 시절 추억이 떠올랐습니다.

구니에: 60대 여성, 돗토리현 구라요시시

• 동요를 들으니 마음이 따뜻해지고 기분이 좋아졌습니다.

에이코: 80대 여성, 돗토리현 구라요시시

• 동병상련의 이재민들과 다양한 이야기를 나눌 수 있어 좋았습니다.

히로미: 30대 여성, 돗토리현 구라요시시

여러분, 어떠셨나요? 동요 테라피를 체험하신 분들 개개인의 생각과 마음이 곳곳에 묻어 있지 않나요?

마음을 치유하는 동요 명곡 44선

- 가사와 해설 -

이 장에서는 동요 컨시어지인 제가 몇 가지 주제로 분류해 엄선한 동요 44곡을 소개합니다. 삽화와 함께 즐겨 보세요.

수록된 노래들은 모두 동요 테라피에 적합한 곡입니다. CD나 음원을 찾아 차분히 들어도 좋고 혼자 흥얼거려도 좋습니다. 분명 마음이 편안해질 것입니다.

* 제목 뒤에 CD 00 표기가 있는 곡은 부록 CD로 들으실 수 있습니다. 숫자는 CD의 곡 번호입니다. 편곡과 연주에는 음악가인 노자와 히로미치 씨가 수고해 주셨습니다.

* 제목 뒤에 ※표가 있는 노래는 돗토리현 출신의 음악가 오카노 데이이치 씨가 작곡한 것입니다.

사계절을 느낄 수 있는 노래

① 봄

봄을 느끼게 해주는 노래로 다음 5곡을 추천합니다. 따뜻한 정경을 떠올리고 싶을 때 들어 보시기 바랍니다.

〈봄 냇가〉 ※ CD 01

| 가사 |

시냇물이 졸졸 흐르네 / 냇가에 핀 제비꽃이랑 연꽃에게

우아하고 아름답게 / 피어라 피어라 속삭이면서

시냇물이 졸졸 흐르네 / 새우랑 송사리랑 / 어린 붕어들에게

오늘 하루도 / 햇살 아래 헤엄치며 / 놀아라 놀아라 속삭이면서

| 감상 |

봄의 정경을 노래하는 곡으로, 시냇가의 풍경이 생생하게 그려집니다. 모델이 된 시냇물은 도쿄 시부야 부근을 흐르는 강이라는 설이 유력합니다. 가사는 시대의 흐름에 따라 세 번 수정되었습니다.

〈벚꽃이 만발했네〉

벚꽃이 만발했네

산과 들, 마을을 / 온통 뒤덮은 건 무얼까

안개일까 / 구름일까 / 아침 햇살에 비친

향기로운 벚꽃 / 벚꽃이 만발했네 / 활짝 피었네

| 감상 |

단조로 이루어져 있으나 벚꽃이 활짝 핀 봄이면 생각나는 노래
입니다. 온화한 연분홍색 꽃잎이 만발한 광경이 떠오릅니다.

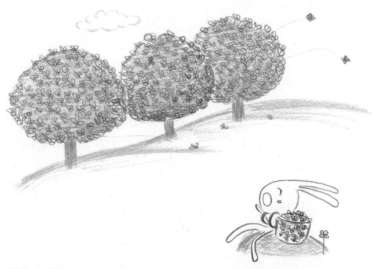

〈봄이 왔네〉 ※ CD 02

| 가사 |

봄이 왔네 봄이 왔어 / 어디에 왔을까

산에도 왔고 / 마을에도 왔고 / 들에도 왔네

꽃이 피었네 꽃이 피었어 / 어디에 피었을까

산에도 피었고 / 마을에도 피었고 / 들에도 피었네

새가 우네 새가 울어 / 어디서 울까

산에도 울고 / 마을에도 울고 / 들에도 우네

| 감상 |

장조의 곡으로 화사한 봄의 즐거움이 느껴지는 노래입니다.
봄을 애타게 기다리는 아이들의 모습이 눈에 선합니다.

〈달무리 지는 밤〉 ※ CD 03

| 가사 |

유채밭 달무리 / 희미해지니 / 저 산마루 안개 짙어지네

봄바람 솔솔 / 하늘을 보니 / 초저녁 달님이 / 은은하게 걸려 있네

마을 불빛 / 숲 색깔 / 논두렁 발자국 소리

개구리 울음소리 / 산사 종소리 / 들려오는 달무리 지는 밤

유채밭의 노란색에 일몰의 주홍색과 봄바람이 부는 하늘에 구
름이 살짝 껴 만들어진 흰색과 하늘색이 조화를 이룬, 달무리
지는 밤의 형형색색의 아름다움을 노래한 곡입니다.

〈어디선가 봄이〉

| 가사 |

어디선가 봄 움트고 / 어디선가 물 흐르는 소리

어디선가 종달새 울고 / 어디선가 싹 트는 소리

삼월이라 산들바람 / 어디선가 봄 움트네

| 감상 |

힘들었던 겨울이 지나가고 드디어 봄기운이 느껴지는 은은하
고 평온한 느낌을 주는 노래입니다.

② 여름

여름을 연상시키는 노래로는 다음 4곡을 추천합니다. 산으로
바다로 바삐 움직이게 되는 여름철에 어울리는 노래들입니다.

〈찻잎 따기〉

| 가사 |

여름도 다가오는 / 여든여덟 밤에

들에도 산에도 / 새잎이 무성하네

저 멀리 찻잎 따는 사람들

빨간 멜빵에 / 머릿수건 둘러썼네

| 감상 |

본격적인 여름이 다가오기 전 초여름을 묘사한 노래입니다. 후
지산을 배경으로 찻잎 따기에 여념이 없는 머릿수건 둘러쓴 아
낙네의 모습을 떠올리게 합니다.

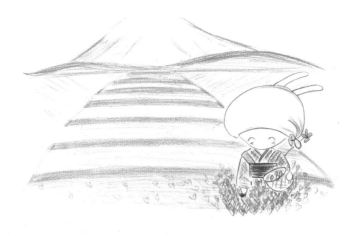

〈여름이 왔네〉

| 가사 |

병꽃 향기 그득한 울타리에

두견새 날아와 / 지저귀네

어느새 여름이 왔네

| 감상 |

초여름에 흰 꽃을 피우는 병꽃. 그 병꽃 향내 가득한 울타리 위
에서 지저귀는 두견새 소리를 듣노라면 비로소 여름이 왔음을
실감하게 됩니다.

〈나는야 바다의 아들〉

| 가사 |

나는야 바다의 아들 / 흰 파도 출렁이는 / 바닷가 소나무 숲
저 높이 연기 솟은 / 어릴 적 그리운 / 우리 집

| 감상 |

어릴 적 바닷가에 살았는데 흰 파도 출렁이는 소나무 숲 속 오
래된 굴뚝이 있는 집이 그리운 나의 집이라는 얘기입니다. 장

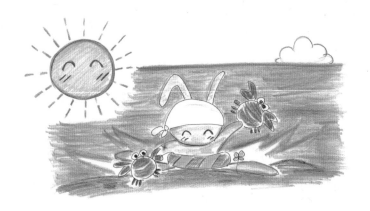

난꾸러기 소년이었던 옛 시절이 그리워 고향을 찾아 노래한 것입니다. 계절을 직접 언급하지는 않지만 여름 노래이지요.

〈불꽃놀이〉

| 가사 |

하늘 높이 솟은 불꽃 아름다워

하늘 가득 드리우네 실버들처럼

| 감상 |

직접적으로 언급하지는 않았지만 이 역시 여름에 관한 노래로, 여름 밤하늘을 수놓은 불꽃을 묘사하고 있습니다. 형형색색의 멋진 불꽃의 모습이 떠오르네요.

③ 가을

   가을을 떠올리게 하는 노래로는 다음 4곡을 추천합니다. 긴 가을밤의 정취를 즐기며 다가오는 겨울을 준비할 때 어울리는 노래입니다.

〈단풍〉 ※ `CD 04`

| 가사 |

노을에 비추인 산 단풍 / 진한 단풍 연한 단풍 / 많고 많지만

소나무 물들이는 / 단풍나무 담쟁이 넝쿨 / 산기슭의 옷자락 같아

계곡 따라 흩어진 단풍 / 물결에 실려 / 이리 둥실 저리 둥실

빨강 노랑 형형색색 / 물 위를 수놓네

| 감상 |

가을을 대표하는 명곡 중 하나입니다. 이 노래를 통해 지는 것이 있으면 피는 것도 있다는 자연의 깊은 가르침을 얻을 수 있습니다.

〈마을 축제〉

우리 마을 신령님께 / 제 올리는 기쁜 날

둥둥둥 삐리리 / 둥둥둥 삐리리

아침부터 들려오는 / 북 피리 소리

2절에 '올해도 대풍년 마을은 온통 축제 분위기'라는 가사가
나오는 것을 보니 가을의 풍작을 축하하는 노래가 틀림없습니
다. 마을 사람들의 유쾌하고 흥겨운 모습이 떠오릅니다.

〈여수〉

깊어 가는 가을밤에 / 낯선 타향에

외로운 맘 그지없이 / 나 홀로 서러워

그리워라 나 살던 곳 / 사랑하는 부모형제

꿈길에도 방황하는 / 내 정든 옛 고향

고향을 떠나 홀로 외로움에 시달리다 보면 생각나는 고향의 부모님…. 긴 가을밤에 어울리는 차분하면서도 숙연한 느낌을 주는 노래입니다.

〈고추잠자리〉 CD 05

저녁노을 / 고추잠자리

누나 등에 업혀 본 게 / 언제였던가

앞산 뽕나무밭 / 오디 열매를

작은 바구니에 담던 건 / 꿈이었던가

저녁 하늘을 뒤로하고 나뭇가지에 앉아 있는 고추잠자리 한 마리. 3절에 나온 '열다섯에 누나는 시집을 가고…'는 당시 가난한 농촌의 '식구 줄이기'를 우회적으로 드러낸 것으로도 알려져 있습니다. 아름다우면서도 슬픈 노래입니다.

④ 겨울

겨울을 연상시키는 노래로는 다음 4곡을 추천합니다. 추운 겨울을 즐기는 분들이 들으면 좋을 노래들입니다.

〈겨울 풍경〉

| 가사 |

안개 갠 나루터

통통배에 내린 / 하얀 아침 서리

물새 소리만 들리네

새벽녘 / 강변 집

| 감상 |

물가에 서리가 내려앉은 겨울 아침의 정경을 묘사한 노래입니다.

〈겨울 밤〉

| 가사 |

난롯가에서 / 옷 꿰매는 엄마가 / 봄놀이의 재미를 / 들려주네요

나란히 누운 형제들 / 봄이 빨리 오기만 / 손꼽아 기다리네

난롯불은 따뜻한데 / 창밖은 눈보라

'창밖은 눈보라'라고 하면 북쪽 지방에서 자란 저는 그 매서움을 쉽게 상상할 수 있습니다. 혹독하게 추운 긴 겨울밤에 어머니는 자식들에게 아직 멀리 있는 봄 이야기를 해주고 자식들은 그 봄을 손꼽아 기다리는 매우 훈훈한 느낌의 노래입니다.

2절은 사실 당시의 시대적 배경이 반영되어 가사가 다소 경직되어 있습니다.

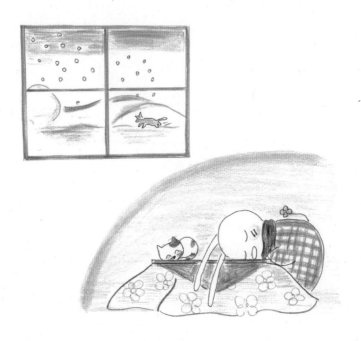

〈눈〉 CD 06

| 가사 |

눈이 펑펑 / 우박도 후드득 / 쉼 없이 내려 / 자꾸자꾸 쌓이네

산도 들도 / 솜 모자 쓰고 / 고목에도 온통 / 눈꽃 피었네

눈이 펑펑 / 우박도 후드득 / 쉼 없이 내리며 / 그치질 않네

멍멍이는 / 신나 뛰놀고 / 야옹이는 / 화롯가에 잠드네

| 감상 |

마치 '눈아 더 내려라 더 내려'라고 말하는 듯합니다. 은빛 설경을 생생히 묘사한 노래입니다. 겨울의 단골 노래입니다.

〈봄아 빨리 와〉 CD 07

| 가사 |

봄아 빨리 와 / 빨리 와 / 아장아장 / 걸음마 내 동생

빨강 끈 짚신 신고 / 바깥에 나가자고 / 서성인단다

봄아 빨리 와 / 빨리 와 / 우리 집 앞 / 복숭아나무도

꽃봉오리도 / 빨리 피고 싶어 / 안달 났단다

이 곡에서는 애타게 봄을 기다리며 추운 겨울을 견디는 아이의 모습을 상상할 수 있습니다. 막 걸음마를 시작한 동생이 빨간색 끈이 달린 짚신을 신고 바깥에 나가자고 조르고 있네요. 겨울이 온다는 건 봄이 머지않다는 것이지요. 추운 겨울이 가고 따뜻한 봄이 조금씩 조금씩 다가오길 기대하는 노래입니다.

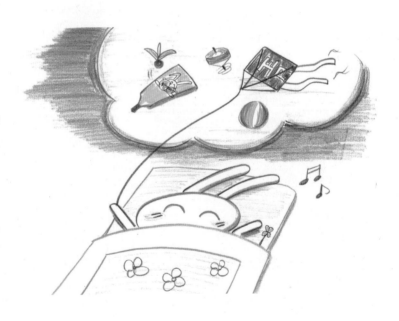

고향을 그리워하는 노래

고된 하루가 반복되는 생활을 하다 보면 문득 고향 생각이 납니다. 그런 당신에게 이 2곡을 추천합니다. 꼭 들어 보세요.

〈고향〉 ※ CD 08

| 가사 |

산토끼 쫓던 / 저 산 / 붕어 잡던 / 그때 그 강

꿈에도 그리운 / 잊지 못할 내 고향

어찌 지내실꼬 / 우리 부모님 / 친구들아 잘 있느냐

비가 오나 / 바람 부나 / 그리운 내 고향

뜻한바 이루면 / 꼭 돌아가리라

산 푸르고 / 물 맑은 / 나의 고향

| 감상 |

고향을 그리는 대표적인 동요입니다. 2절의 '어찌 지내실꼬 우리 부모님 친구들아 잘 있느냐'는 고향에 남아 있는 부모님과 친구들을 그리워하는 가사이며, 3절의 '뜻한바 이루면 꼭 돌아가리라'는 반드시 성공해 돌아가겠다고 다짐하는 가사입니다.

끝 구절의 '산 푸르고 물 맑은 나의 고향'은 고향의 옛 모습을 그리고 있어 이 부분을 따라 부르기만 해도 저절로 눈물이 글썽여집니다.

〈고향의 하늘〉

| 가사 |

저녁 하늘 개여 / 가을바람 불고 / 달 뜨니 방울벌레 울어대네
머나 먼 / 내 고향 하늘 / 우리 부모님 / 어찌 지내실꼬

| 감상 |

원곡은 스코틀랜드 민요 〈밀밭에서〉Comin' thro' the Rye로, 긴 가을밤에 고향에 계신 부모님을 그리워하는 노래입니다.

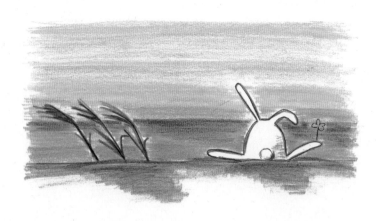

각 지방 고유의 노래

여행할 때 다음에 소개할 4곡을 들으면 외로움과 시름을 달래 줄 것입니다.

〈하코네 팔십 리〉

| 가사 |

하코네산은 / 천하의 험준한 산 /

중국의 함곡관은 / 비길 바도 아니지

우뚝 솟은 봉우리 / 천 길 깊은 골짜기

구름은 산을 휘감고 / 안개는 계곡을 드리우네

울창한 삼나무 숲이라 / 낮에도 어둡고

꾸불꾸불 구부러진 / 좁은 길

이끼가 뒤덮여 / 미끌미끌

일당천의 / 철옹성 요새

방방곡곡 유랑하는 / 굳센 무사

큰 칼 허리 차고 / 험준한 바윗길 / 가파른 팔십 리 길

따닥따닥 / 나막신 소리 내며 / 거뜬히 넘어가네

| 감상 |

행진곡 풍이라 도보 여행에 최적인 노래입니다. 일본의 유명한 '하코네 길', 특히 삼나무 가로수 길을 걸으며 흥얼거리면 저절로 힘이 솟는 노래로, 옛 시절의 하코네 길이 얼마나 넘기 힘든 산길이었는지 상상할 수 있습니다. 저는 큰 소리로 이 노래를 부르며 1984년에 도카이도(에도 시대의 도로 이름_옮긴이)를 걸어서 종단했습니다.

〈에도 니혼바시〉

| 가사 |

에도 니혼바시 / 새벽 네 시 출발

첫 고토 여행 / 줄 맞춰 가 보자

이제 날 샜으니 / 등불을 끄자

이쪽으로 / 이쪽으로

| 감상 |

도카이도의 거점이었던 니혼바시에 서서 이 노래를 부르면 본격적으로 여행이 시작되었음을 느끼게 해줍니다.

〈기차 창가〉

| 가사 |

기적 울리며 / 신바시 떠나네

저기 저 산으로 / 저무는 달 / 길벗 삼아

| 감상 |

신바시역을 출발한 기차가 종착역 고베까지 달리는 정경을 노
래한 전체 334절로 이루어진 곡입니다. 이제 증기기관차를 보
기조차 힘들어졌지만 기차가 멀리 떠나며 내뿜는 기적 소리는
어쩐지 외로움과 시름을 달래 주는 듯합니다.

〈자장가〉

| 가사 |

난 추석까지 있을 거야 / 그 다음날은 여기 없어

추석이 되면 / 빨리 돌아갈 거야

추석이 빨리 오면 좋겠어

난 가난뱅이 / 저이들은 부자

부자들은 / 좋은 허리띠에 / 좋은 옷 입겠지

구마모토의 산속에서 아기를 돌보는 소녀의 마음을 묘사한 자장가로 알려진 이 노래는 어딘가 서글픈 느낌을 줍니다. 10살 남짓한 소녀가 가난에 허덕이다 부잣집 보모로 팔려 가 자신의 불우한 처지를 달래며 부르는 노래입니다. '난 추석까지 있을 거야 / 그 다음날은 여기 없어 / 추석이 빨리 오면 좋겠어'라는 구절에서는 집으로 돌아갈 날만 손꼽아 기다리는 소녀의 마음을 절절히 느낄 수 있습니다. 당시의 고달픈 삶의 애환을 상상하면서 이 노래를 들으며 구마모토를 여행한다면 또 다른 묘미가 있겠네요.

옛 이야기 속의 노래

옛 이야기 속에 등장하는 노래들입니다. 가장 유명한 〈○○타로〉류의 노래를 포함해 총 7곡을 소개합니다.

〈모모타로〉 ※

| 가사 |

모모타로야 모모타로야

허리춤에 찬 떡

한 개만 줄래?

| 감상 |

여러 의미로 해석되는 가사지만 권선징악을 나타내는 것으로

보는 것이 일반적입니다. 경쾌한 곡조의 노래로, 친구와 함께

악귀 퇴치에 나선다는 내용입니다. '강한 자에게 용감하게 맞

서는' 용기를 주는 노래입니다.

〈우라시마타로〉

| 가사 |

옛날 옛적 / 우라시마가 구해 준 / 거북이가 초대해

용궁에 갔는데 / 너무너무 / 아름다웠다네요

| 감상 |

다양한 해석이 가능하지만, 기본적으로는 '어려운 이웃을 도와

주었더니 보답을 하더라'는 내용을 경쾌한 곡조로 노래하고 있습니다. 구해 준 거북이의 보은 덕에 매일 즐거운 생활을 할 수 있게 되었다는 해석도 가능합니다. 다만 이야기의 결말은 노랫말의 내용과는 달리 우라시마타로가 한 마리의 학이 되어 거북이와 함께 부부 신이 되어 살았다는 것으로 끝납니다.

〈긴타로〉

| 가사 |

도끼 멘 긴타로 / 곰 등에 앉아 / 말타기를 하네

이랴 이랴 워 워

이랴 이랴 워 워

| 감상 |

산속에 사는 소년 긴타로가 숲의 강자였던 곰과 싸워 이기고 다른 동물들도 지배했다는 이야기입니다. 나중에 긴타로는 '사카타 긴토키'로 이름을 바꾸고 훌륭한 무사가 되어 입신출세를 합니다. 아이다운 씩씩함이 넘치는 노래입니다.

〈토끼와 거북이〉

거북아 / 거북아 / 왜 이리 느리니?

이 세상에서 / 네가 제일 느려

왜 그리 느리니?

오만함에 대해 경고하는 노래입니다. '오만과 허세에 빠져 방
심하면 기회를 놓치기 쉽지만, 능력이 부족하고 행동이 느려도
옆길로 새지 않고 꾸준히 똑바로 가면 반드시 큰 성과를 거둘
수 있다'는 교훈을 줍니다.

〈꽃 피우는 할아버지〉

뒷밭에서 / 멍멍이가 짖어대요 / 할아버지 여기 땅을 파보세요

돈이 마구마구 나와요

마음씨 착한 어떤 할아버지가 큰 횡재를 하는데 그 횡재를 질

투한 다른 할아버지는 재물을 얻는 데 실패하고 불행을 자초한다는 인과응보의 교훈을 주는 이야기입니다. 인간의 선악을 두 노인의 행동에 빗대어 이해하기 쉽게 노래한 곡입니다. 돗토리현 출신인 다무라 도라조 씨가 작곡했습니다.

〈우약환〉

| 가사 |

고토의 어느 다리 위 / 덩치 큰 장정 / 벤케이

긴 칼 치켜올려 / 우약에게 덤비네

| 감상 |

중세의 전쟁 이야기인 '의경기義経記'에 나오는 가상의 이야기입니다. 벤케이는 다른 사람의 칼 1,000개를 모으기로 계획합니다. 드디어 1,000번째 칼을 손에 넣으려 할 때 만난 사람이 우약환이었는데, 결국은 우약환이 벤케이를 이긴다는 권선징악의 이야기입니다. 교토의 어느 다리에서 둥글둥글한 체형의 벤케이와 우약환의 동상을 본다면 이 노래를 흥얼거려 보세요. 둘의 대결 장면이 상상되실 겁니다.

〈엄지 스님〉

손가락보다 더 작은 / 엄지 스님 / 몸집은 작지만 / 야망은 크다네
멀리 도성 향해 / 그릇 배 타고 / 젓가락으로 노 저어 가네

아이가 없던 노부부에게 아이가 생겼는데 키가 겨우 3센티미
터밖에 되지 않아 '엄지 스님'이라 불렸습니다. 어느 날 엄지
스님은 소녀를 해하려 한 악귀에 맞서 싸우다가 악귀에게 먹혀
버립니다. 하지만 엄지 스님은 겁내지 않고 악귀의 배를 바늘
과 칼로 마구 쑤셔대 결국 악귀는 항복을 하고 맙니다. 악귀는
엄지 스님을 밖으로 내뱉다가 무슨 소원이든 들어주는 망치를
떨어뜨립니다. 망치에게 몸집을 키워 달라는 소원을 빈 엄지
스님이 결국 소녀와 결혼하여 행복하게 살았다는 내용입니다.
역시 권선징악이 주제이며, '자신의 단점에 굴복하지 않고 노
력하면 어떤 소원도 이룰 수 있다'는 교훈을 주는 내용입니다.

옛 동요

옛 동요 7곡과 그 노래에 얽힌 이야기를 소개합니다.

〈도오랸세〉

| 가사 |

지나가요 / 지나가요 / 여기는 어디 가는 샛길인가요

신령님께 가는 샛길이지요 / 지나가게 해주세요

볼일 없으면 / 지나갈 수 없어요

이 아이 일곱 살 생일에 / 감사 인사 드리러 가요

갈 때는 좋지만 / 오는 길은 무서워요 / 무서워도 지나가요 지나가요

| 감상 |

역시 해석에 대해서는 여러 가지 설이 있습니다. 신령님의 샛
길을 지나가려면 지나가는 '이유'가 필요하다고 하니 아이의
일곱 살 생일에 감사 인사를 하러 간다고 말하는 내용입니다.
일곱 살까지 무탈하게 살 수 있게 해주신 신령님께 사례를 하
러 가는 것이니 지나가도 된다고 하지만 마지막 가사인 '갈 때
는 좋지만 오는 길은 무서워요'는 부모가 아이를 팔아넘겨 버

릴 수도 있음을 암시하고 있는 탓에 좀 섬뜩합니다. 가난했던 시절의 동요다 보니 내용이 정말 다양합니다.

〈하나이치 몬메(꽃 한 돈)〉

| 가사 |

고향 가고파 / 하나이치 몬메

저 아이가 좋아 / 아냐 그 아인 싫어

가위바위보로 하자 / 그래 그러자

(가위바위보)

이겨서 기쁘구나 / 하나이치 몬메

져서 분하구나 / 하나이치 몬메

| 감상 |

이 곡의 해석에도 여러 가지 설이 있습니다. 먹고살기 힘들었던 옛 시절 가난한 사람들이 자신의 아이를 울면서 팔 수밖에 없었던 상황을 묘사한 듯합니다. '꽃 한 돈'에서 '꽃'은 '아이', '돈'은 '극히 가벼운 무게의 단위(1돈=약 3.75g)'를 의미합니다. 꽃을 팔 때의 무게가 가격의 기준이었던 것이죠. '꽃 한 돈'이란 말로 그 당시 아이들이 얼마나 싼값에 팔렸는지 알 수 있습니

다. 옛날이었으니 어쩔 수 없었다고 하기에는 마음이 너무 아
픕니다.

〈가고메 가고메〉

| 가사 |

가고메 가고메 / 새장 속 새는 / 언제 언제 나올까

해 뜨는 새벽에 / 학이랑 거북이가 미끄러졌네 /

뒤에 있는 건 누굴까

| 감상 |

'가고메 가고메'라는 전통 놀이를 할 때 부르는 노래입니다. 이
노래 역시 여러 가지로 해석되는데 사형수의 처형이나 유곽의
기녀를 묘사했다는 설이 있습니다. 이런 노래가 아이들 놀이와
함께 퍼져 왔다는 것이 좀 놀라울 따름입니다.

〈공놀이 노래〉

| 가사 |

통통통 공놀이 통 / 공놀이 통통 공놀이

손이 미끄러져 / 저쪽으로 날아갔네

울타리 넘어 / 지붕 넘어 / 길 밖으로

날아가 버렸네 / 날아가 버렸어

| 감상 |

옛 동요의 가사는 그 자체로는 이해가 안 되는 경우가 많은 반면 그 시대의 상황에 따른 다양한 해석이 가능합니다. 이 노래는 무사들의 행렬을 뚫고 공을 주으러 갔다가 죽임을 당한 소녀를 묘사했다는 설 등 여러 가지 이야기가 있습니다.

〈참새네 집〉

| 가사 |

참새야 참새야 / 너네 집은 어디니? /

짹짹짹 짹짹짹 / 이쪽이에요

할아버지 이리 오세요 / 드실 것 좀 드릴까요

녹차랑 과자 / 선물 바구니

| 감상 |

외국 민요입니다. 가사만 보면 에도 시대의 역참 마을 느낌이 나는데, 곡 분위기가 너무 밝아 어쩐지 곡과 가사(특히 외국 민요를

_{빌려와서)}가 일치하지 않는 것 같지만 신나는 노래입니다.

〈주먹 쥐고 손을 펴서〉

| 가사 |

주먹 쥐고 손을 펴서 / 손뼉 치고 주먹 쥐고

또 다시 펴서 / 손뼉 치고 / 두 손을 머리에

주먹 쥐고 손을 펴서 / 손뼉 치고 주먹 쥐고

| 감상 |

찬송가인 〈루소의 꿈〉이 원곡이라는 이야기도 있습니다. 순수했던 어린 시절 즐겁게 노는 모습이 떠오르는 신나는 노래입니다.

〈너희들은 어디야〉

| 가사 |

너희들은 어디야? / 히고야 / 히고 어디? / 구마모토야

구마모토 어디야? / 센바야

센바산엔 너구리가 있어 / 그 너구리 사냥꾼이 잡아서

삶아서도 먹고 / 구워서도 먹고는 / 나뭇잎으로 살짝 감춰 놓았지

일반적으로는 구마모토현의 민요로 알려져 있지만 가사 자체가 관동 방언이라 사이타마현 가와고에서 노래라는 설도 있습니다. 어릴 때 공치기 놀이를 하면서 자주 불러 본 분도 계실 겁니다.

자연에 대한 노래

산, 바다, 강 등 다양한 자연을 떠올리게 하는 노래들이 있습니다. 풍광이 아름다운 지역을 방문하거나 예전에 방문했던 곳의 아름다운 자연을 기억하고 싶을 때 다음 3곡을 들어 보세요.

〈후지산〉 CD 09

| 가사 |

구름 위로 머리 내밀고 / 사방 산 내려다보네

머리 아래 번개 치는 / 후지산은 일본 제일 산

푸른 하늘 우뚝 솟아 / 하얀 기모노 입었다네

안개 자락 머얼리 휘감은 / 후지산은 일본 제일 산

후지산의 장대한 위용을 묘사한 노래입니다. 시즈오카현 후지
시와 야마나시현 후지요시다시 주변에서 보는 후지산의 모습
은 압권입니다. 맑은 날 비행기 창밖으로 보이는 후지산은 파
란색과 하얀색이 신비롭게 어우러져 넋을 잃게 합니다. 이 산
을 노래한 이 곡 역시 멋집니다.

〈달〉

| 가사 |

떴다 떴어 달님이
둥글게 둥글게 아주 둥글게
쟁반 같은 달님이

| 감상 |

하늘에 뜬 보름달을 노래한 곡입니다. 노랗고 큰 보름달을 바
라보며 이 노래를 부르면 더욱 운치가 있습니다.

〈목장의 아침〉

| 가사 |

온통 자욱한 목장의 아침

안개 바다 포플러 가로수

살짝 어두운 숲에서

힘차게 종이 울리네

댕 댕 댕

| 감상 |

후쿠시마현에 있는 농장인 '이와세 목장'이 모델이 되었다고 합니다. 초록 물결 넘실대는 목장에서 아침 일찍 일어나 이 노래를 부르면 정말 상쾌할 것 같습니다.

동물에 대한 노래

동요 속에는 동물들도 많이 등장합니다. 그중 3곡을 추천합니다.

〈곤충의 노래〉

청귀뚜라미 울어대네 / 찌륵찌륵 찌르륵

방울벌레도 울어대네 / 링링링링 리잉링

가을의 긴 긴 밤 / 울어 지새는 / 아아 재미난 벌레 소리

긴 가을밤 실제 벌레 소리를 들으며 이 노래를 흥얼거리면 가을의 정취를 흠뻑 느낄 수 있습니다. '찌륵찌륵 찌르륵'과 '링링링링 리잉링' 같은 의성어를 넣어 벌레 소리를 표현하고 있어 쉽게 친숙해지는 노래입니다. 곤충의 이름과 울음소리를 함께 익힐 수 있어 아이들의 학습에 도움이 되기도 합니다.

〈토끼〉

토끼야 / 토끼야

무얼 보고 뛰느냐

보름달 보고 뛰느냐

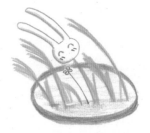

보름달 속에는 떡방아 찧는 토끼가 있죠. 자신과 같은 토끼를 보고 반가워 깡충깡충 뛰는 귀여운 모습이 떠오릅니다.

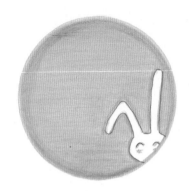

〈달팽이〉

| 가사 |

달팽이야 / 달팽이야

네 머리는 / 어디 있니?

더듬이야 나와 봐 / 머리야 나와 봐

| 감상 |

달팽이가 껍질 밖으로 머리를 쭉 내빼고 눈알을 이리저리 돌리는 모습을 노래한 곡입니다. 비 오는 날 달팽이를 보면서 이 노래를 부르면 훨씬 실감나겠죠?

노동의 소중함에 대한 노래

일하는 모습을 묘사한 노래도 아주 많습니다. 다음 노래를 추천합니다

〈마을 대장장이〉

| 가사 |

잠시도 쉬지 않는 망치 소리 / 흩날리는 불똥 / 튕기는 뜨거운 물방울
풀무의 바람조차 쉴 새 없이 / 혼신으로 일하는 / 우리 마을 대장장이

| 감상 |

노동의 소중함과 고귀함을 노래한 곡입니다. 1950년대 무렵부터 농림업이 기계화되면서 농기구 수요가 격감한 탓에 요즘 아이들은 대장간에서 대장장이가 망치질 하며 일하는 광경을 상상하기조차 쉽지 않습니다. 이 노래 역시 1985년 이후 거의 모든 초등학교 교과서에서 사라졌습니다. 하지만 누군가에게 소중히 쓰일 호미나 낫을 만들기 위해 뜨거운 화덕 앞에서 온종일 망치질 하는 대장장이의 모습은 노동의 가치에 대해 다시 한 번 생각해 보게 합니다.

어떻습니까? 각각의 주제에 맞게 동요를 듣다 보면 그 시절의 정감이 되살아나지 않나요? 흔히들 노래는 세상을 따르고 세상은 노래를 따른다고 하는데 정말 노래와 정경은 깊은 관계가 있는 것 같습니다.

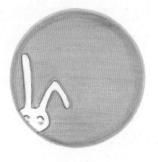

부록 CD에 수록된 동요는 옛 것을 알아야 새 것을 안다는 '온고지신溫故知新'을 주제로 새롭게 해석하여 편곡했습니다. 계절과 풍경을 떠올리면서 듣거나 노래 해 보세요.

CD 01 〈봄 냇가〉

전주의 시냇물 소리는 편곡자 노자키 히로미치가 실제 시냇물 소리를 녹음한 것 으로, 하프의 부드러운 음조와 샤미센(일본 전통 현악기)의 음향을 믹스하여 옛 시 대를 청각화하였습니다.

CD 02 〈봄이 왔네〉

전반부에서는 밝은 벨 소리로 빛나는 태양을 표현했고, 하프의 음조와 콘트라베 이스의 피치카토로 봄을 맞는 들뜬 심정을 표현했습니다.

CD 03 〈달무리 지는 밤〉

3박자 아르페지오 주법의 노래입니다. 안개 속의 환상적인 달을 바라보며 기분 좋게 울리는 하프의 음조를 즐길 수 있습니다.

CD 04 〈단풍〉

더운 여름이 지나가고 가을이 다가와 한결 차분해진 분위기를 카논 주법으로 표현하였으며, 2절부터는 바람과 낙엽을 주제로 한 돌림노래로 단풍의 아름다움을 나타냈습니다.

CD 05 〈고추잠자리〉

클래식 기타 반주에 오르골 멜로디가 더해져 어린 시절을 떠올리게 하는 노래입니다.

CD 06 〈눈〉

눈이 오면 눈사람을 만들고 썰매를 타던 어린 시절의 추억이 떠오르는 노래입니다. 방울 소리와 피치카토를 사용해 아이의 시선으로 동심을 표현했습니다.

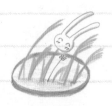

`CD 07` 〈봄아 빨리 와〉

하프의 음조와 거문고의 부드러운 음색으로 봄에 대한 동경을 표현하였으며, 북
소리로 봄이 오는 소리와 봄 축제의 모습을 표현하였습니다.

`CD 08` 〈고향〉

전반부에서는 타임머신을 타고 옛 시절로 돌아가고자 하는 바람을 표현하였으
며, 부모님의 따뜻함과 친구와의 추억을 회상하며 언젠가 성공해서 고향으로 돌
아가겠다는 다짐을 3절에서 전조로 표현했습니다.

`CD 09` 〈후지산〉

후지산의 아름다움을 후세에 남기고 싶은 소원을 담아 팝 발라드 형식으로 표현
하였습니다.

`CD 10` 〈칠석〉

현대적인 로맨틱 발라드로 편곡했습니다. 단순하지만 타악기의 울림이 살아 있
는 곡으로, 견우와 직녀가 다시 만날 약속을 하고 헤어질 때 떨어지는 유성을 상
징하는 벨 소리가 인상적입니다.

편곡자
마쓰쿠라 미키

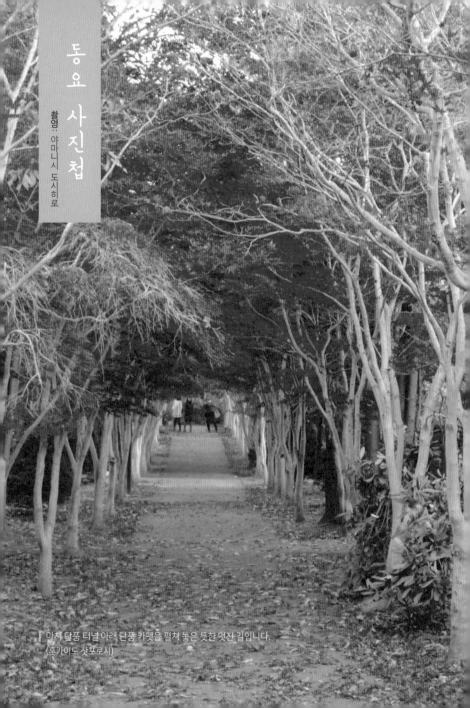

동요 사진첩

촬영: 야마니시 도시히로

마치 단풍 터널 아래 단풍 카펫을 펼쳐 놓은 듯한 멋진 길입니다.
(홋카이도 삿포로시)

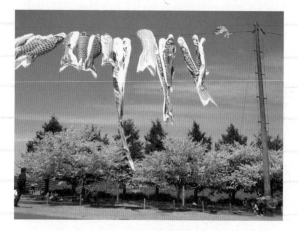

<고이노보리>와 <벚꽃> 모두 봄의 정경을 노래한 시입니다.
(도치기현 오야마시)

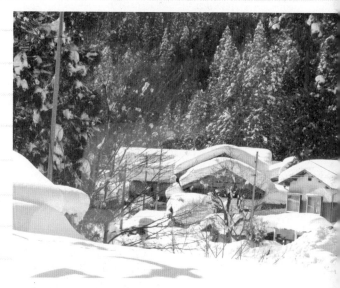

힘든 겨울을 이겨내야 따뜻한 봄이 오는 법입니다. 지금은 힘들어도 참아야 할 때죠.
(돗토리현 와카사초 교외)

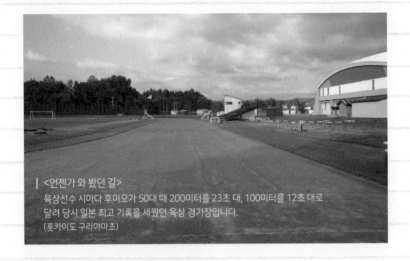

<언젠가 와 봤던 길>
육상선수 시마다 후미오가 50대 때 200미터를 23초 대, 100미터를 12초 대로
달려 당시 일본 최고 기록을 세웠던 육상 경기장입니다.
(홋카이도 구리야마초)

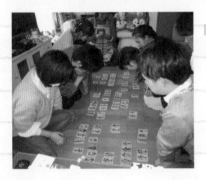

<설날에는 카드 놀이>
왜 이런 노래는 없을까요. 셋이 한편이 되어
겨루는 일본 설날의 카드놀이 모습입니다.
(홋카이도 삿포로시)

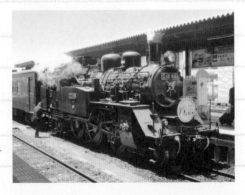

<칙칙폭폭 기차>
증기기관차는 지금도 건재합니다.
지금 당장 여행을 떠나고 싶네요.
(도치기현 마오카시)

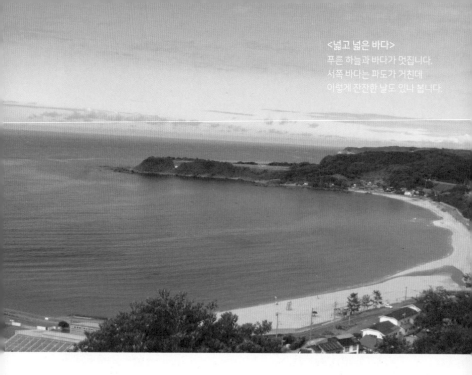

<넓고 넓은 바다>
푸른 하늘과 바다가 멋집니다.
서쪽 바다는 파도가 거친데
이렇게 잔잔한 날도 있나 봅니다.

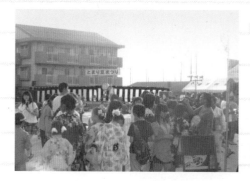

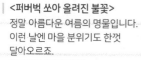

<마을의 수호신>
지역 축제에 많은 인파가 모였습니다.
(돗토리현 유리하마초)

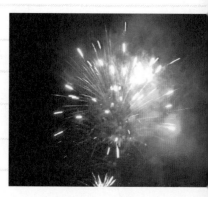

<퍼버벅 쏘아 올려진 불꽃>
정말 아름다운 여름의 명물입니다.
이런 날엔 마을 분위기도 한껏
달아오르죠.
(돗토리현 유리하마초)

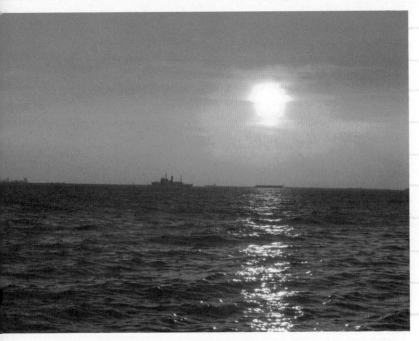

<번득번득 쨍쨍 석양이 진다>
아름다운 석양을 보면 왠지 눈물이 납니다. 저물어 가는 태양과 인생의 종착역이 겹쳐 보여서일까요?
(태평양 연안)

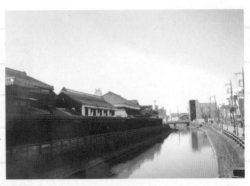

<푸른 하늘과 오래된 창고와 집>
고향의 정취가 느껴집니다.
(도치기현 도치기시)

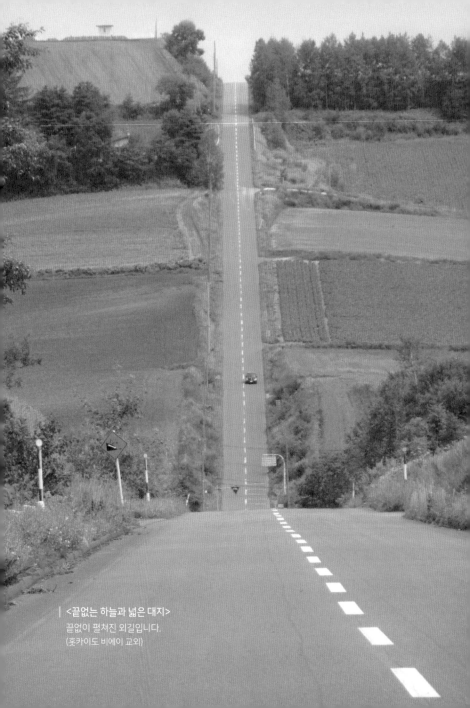

<끝없는 하늘과 넓은 대지>
끝없이 펼쳐진 외길입니다.
(홋카이도 비에이 교외)

에
필
로
그
___

　어린 시절 즐겨 듣고 부르던 동요지만 어른이 되면 거의 들을 기회가 없습니다. 하지만 어느 날 문득 다시 들어 보면 그립고 즐거웠던 옛 시절이 떠오르며 추억이 금방 되살아납니다. 이와 함께 뇌과학과 아들러 심리학을 바탕으로 심리 치료를 하면 힘들고 어렵게 느껴지는 인간관계나 직장 생활, 육아와 고부 갈등 등 다양한 고충을 극복해 나갈 수 있습니다. 어린 시절 즐기던 동요와 현대적인 심리 요법과의 융합, 이것이 바로 동요 테라피입니다.

　사람은 인생에서 동요를 총 세 번 듣는다고 합니다.
　첫 번째는 '태어났을 때부터 초등학교 시절까지'입니다.
　두 번째는 '자신의 아이가 태어났을 때'입니다. 그 후에도 정서 교육을 위해 자녀의 초등학교 시절까지 동요를 듣습니다.

그리고 세 번째는 '자신이 성인(특히 고령)이 되었을 때'입니다. 인간관계에서 발생하는 다양한 문제를 해소하고 스스로 힘을 북돋우기 위해 동요를 듣습니다.

저는 이렇게 순수했던 어린 시절부터 듣고 불러 온 동요가 우리의 정서를 더욱 풍요롭게 하고 인성을 다듬는 데도 중요한 역할을 한다고 확신합니다. 그렇기에 동요 테라피를 통해 마음을 다스리고 보다 긍정적으로 살아갈 수 있는 힘을 얻는 사람이 단 한 명이라도 늘어난다면 더 바랄 것이 없습니다.

여러분도 반드시 동요와 함께 하는 생활을 해보시기 바랍니다. 동요 테라피를 받고 싶은 분, 혹은 동요 테라피스트가 되고자 하는 분은 언제든지 연락 주십시오. 저와 함께 동요로 세계를 치유하는 기적의 역사를 만들어 나갑시다.

마지막으로 제 원고의 출간을 흔쾌히 허락해 주신 하빗쿠 마유카 유나이티드북스의 대표이사님과 간자와 다카히로 회장 겸 고문님, 원고를 수차례 정교하게 교정해 주시고 출간되기까지 성심과 성의를 다해 주신 노지마 데쓰시 님, 동요의 음원을 만드는 데

많은 애를 써 주신 마쓰쿠라 미키 M&M 서프라이즈 대표 이사님, 음악가인 노자키 히로미치 님, 5장에서 음악 치료 관련 문헌을 비롯해 소중한 조언과 정보를 제공해 주신 공립 돗토리환경대학교의 나카무라 히로코 교수님, 4장에서 귀중한 자료를 제공해 주시고, 6장에서 집필에 많은 애를 써 주신 쇼카송주쿠 대표이자 그림책 테라피스트인 시오야 다카하루 님께 깊은 감사를 드립니다.

그리고 이 책이 출간되기까지 물리적 지원을 아끼지 않으신 하라다 미노루 (주)라이프 사이클 대표이사님, 도모미 님. 일러스트를 도와주신 오기와라 모토하루 '들꽃 모임' 대표님, 이와무라 에쓰코 님, 공립 돗토리환경대학교 나카가와 노부코 님, 많은 격려를 해주신 아라카와 다카코 님, 그 밖에 여러 지인들에게 고마움을 전합니다.

끝으로, 제 음악의 기초를 다지게 해주신 어머니 준코, 아버지 다다요시, 양어머니 노부카, 오랫동안 떨어져 생활하며 마음 써 준 아내 다카코, 큰아들 아유무, 큰딸 아오이, 둘째 딸(반려견) 쇼코라, 처남 준, 여동생 다카마쓰 아유미, 요시키, 기타가와 세이치 삼촌, 미치에, 기요노, 도모코, 야마모토 유키에, 미키오, 그리고 저

처럼 동요를 사랑했던 돌아가신 우리 우메 할머님께 이 졸작을
바칩니다.

감수 및 편저자
야마니시 도시히로

참
고
문
헌

────

- Andrea Norton, Lauryn Zipse, Sarah Marchina, Gottfried Schlaug "Melodic Intonation Therapy : Shared Insights on How it is Done and Why it Might Help "ANNUALS of The New York Academy of Sciences : 124 July 2009

- Kuyken W, Hayes R, Barrett B, Byng R, Dalgleish T, Kessler D, Lewis G, Watkins E, Brejcha C, Cardy J, Causley A, Cowderoy S, Evans A, Gradinger F, Kaur S, Lanham P, Morant N, Richards J, Shah P, Sutton H, Vicary R, Weaver A, Wilks J, Williams M, Taylor RS, Byford S. "Effectiveness and cost-effectiveness of mindfulness-based cognitive therapy compared with maintenance antidepressant treatment in the prevention of depressive relapse or recurrence (PREVENT) : a randomised controlled trial "Lancet 386 (9988): 63-73. 2015 doi: 10.1016 / S0140-6736 (14) 62222-4. PMID 25907157.

- 샘 파니아 『과학은 임사 체험을 어디까지 설명할 수 있는가』 산코샤, 2006년

- 더글러스 E 코완, 데이비드 G 브롬 리 『컬트와 신종교 – 미국의 8개 집단 및 운동』 그리스도 신문사, 2010년

- 아라이 히로유키 『주먹 쥐고 손을 펴서』 즈이운샤

- 안도 오사무 『명상의 정신의학 – 트랜스 퍼스널 정신의학 서설』 슌쥬샤, 2003년

- 미국국립위생연구소 『통합 의료』 후생노동성 '통합 의료'에 관한 정보 발신 추진사업

- 이토(현 나카무라) 히로코 외 『II. 음성언어의학과 랩소디』 영어교육 특집 음성언어과학에 접목하다 – 운율학에 대하여(2) 어법 연구와 영어교육 제12호, 야마구치서점, 1990년

- 이마무라 가요코 외『치매 노인에 대한 음악 지향을 중시한 회상법의 실천』일본심리 학회 제71회 대회 http://www.psych.or.jp/meeting/proceedings/71/poster/ pdf/2am042.pdf 2016년 8월 액세스

- 오카다 다쓰노부『어른들을 위한 그림책 테라피 - 그림책은 마음의 처방전』즈이운샤, 2011년

- 오카다 다쓰노부『어른들을 위한 그림책 테라피 ② - 그림책은 마음의 가교』즈이운샤, 2015년

- 우미누마 미노루『올바른 창가 동요 추천』노스란드출판, 2007년

- 우미누마 미노루『동요, 마음에 남는 노래와 그 시대』NHK 출판, 2003년

- 기시미 이치로, 고가 후미타케『미움 받을 용기 - 자유롭고 행복한 삶을 위한 아들러의 가르침』다이아몬드사, 2013년

- 『현대 명상의 세계 · 총해설』자유국민사, 1982년

- 고바야시 히로타다『황금 배 이야기 - 동요를 보급시킨 남자들』마이니치 신문사, 2002년

- 「산케이 신문」1998년 2월 12일 동경판 조간

- 스미나카(1) 뇌 전체의 역할 - 고객을 감동시키는 제안과 프레젠테이션 활용 포인트『고객제안 활동의 실천』

- 치바 유코『도레미를 선택한 일본인』옹카쿠노토모샤, 2007년

- 하세가와 요시후미『한 곡 뽑을게요』PHP연구소, 2005년

- 하타나카 게이이치『일본의 동요 - 태생에서 90년의 발자취』헤이본샤, 2007년

- 후지타 가요『다이쇼와 시부야 도겐 자카』세이아보, 1978년

- 미요시 나오키『음악과 뇌의 관계』Heal the Heart http://www.d1.dion.ne.jp/~naoteru/aal/music&brain.htm 2016년 8월 액세스

- 문부과학성『학습지도 요령』http://www.mext.go.jp/a_menu/shotou/new-cs/ youryou/index.htm 2010년 11월 액세스

- 요코타 겐이치로『교과서에서 사라진 창가와 동요』후소샤, 2004년

【도움 주신 분들】 ··

이 책이 출간되기까지 많은 분들이 도와주셨습니다. 진심으로 감사드립니다.

- **이케다 겐타** (주식회사 마루쇼이케다 대표이사)

- **이케다 다카히로** (삿포로 아쓰베쓰 윤리법인회 전임간사)

- **이와미노프·아나미루·아조스키** (새순 플루트 연주자)

- **이치무라 유지** (가호도 대표이사)

- **이마무라 마사미** (자전거로 일본 전국일주, 일본 각 도도부현 최고봉 등정, 전 미야자키현 중학교 교사)

- **이와무라 에쓰코** (들꽃 모임 회원, 일러스트레이터)

- **우키모토 마사코** (세포 교정의학 세포 교정사)

- **오가사와라 에쓰코** (감정사 모임 회원)

- **오기와라 모토하루** (들꽃 모임 대표)

- **오노자와 슈** (감수자의 고교 동창)

- **가이누마 미노루** (오토와 유리카고회 회장, 전국일본음악교실 지도자연합회 회장 외)

- **가지하라 가오리** (주식회사 무지카랜드 대표이사)

- **가와시타 사토시** (이와미노프 아나미루 아조스키 매니저 및 국제음악멘탈테라피스트 협회부회장, 동요 테라피스트)

- **사토 료코** (스루가다이 하마 학원 고문, 하마키즈 고문)

- **다키모토 스미토** (다이쇼대학교 지역구상연구소 조교)

- **다니구치 야스오** (돗토리시립병원)

- **나카가와 노부코** (공립 돗토리환경대학교 · 일러스트레이터)

- **나카무라 히로코** (공립 돗토리환경대학교 교수)

- **니시오카 히데키** (미도리가오카 패밀리 치과 원장)

- **노자키 히로미치** (음악가)

- **마키모토 아쓰시** (소아혈액 · 종양 전문의/전임의)

- **마쓰쿠라 미키** (주식회사 M&M 서프라이즈 대표이사)

- **마쓰자키 유키코** (번역 담당)

- **마쓰모토 마사후쿠** (마쓰모토 마사후쿠 세무사사무소 소장)

- **마루야마 고헤이** (감수자의 제자)

- **요코야마 무네아키** (감수자의 제자)

- **요네하라 미노루** (돗토리시 동요보급협회회장)

【 특별히 도움 주신 분들 】 ··

- **하라다 미노루** (주식회사 라이프사이클 대표이사 사장)

- **가쿠타 아키사토** (주식회사 하모니 대표이사)

- **시시타 노리유키** (주식회사 생활지원 대표이사)

- **쓰치야 고조** (주식회사 쓰치야홀딩스 회장, 주식회사 쓰치야경영 사장)

- **쓰지타 데쓰로** (쓰지타 이비인후과 원장)

- **마쓰이 세키코** (유한회사 주후콘택트렌즈 이사)

- **마쓰이 히로시** (마쓰이 안과 원장)

【감수 및 편저자】 ··

야마니시 도시히로

훗카이도 삿포로시 출생

국제음악정신치료사협회 회장

공립 돗토리환경대학 교수 · 동요 컨시어지

하이델베르크대학원(미국) 졸업

오사카대학대학원 언어문화연구과 박사후기과정 수료

저서:

『도산코가 간다』(1990년),

(이하 공저) 『토탈 잉글리시』(2009년), 『GENIUS 일영 사전(2판)』(2002년),

『인문사회과학과 컴퓨터』(2000년), 『GENIUS 영일대사전』(2000년) 외 다수

【저자】 ···

시오야 다카하루

[제6장 집필, 제4장 자료 제공]

훗카이도 삿포로시 출생

쇼카송주쿠 대표 · 그림책 테라피스트

은둔형 외톨이 지원상담사 · 일본 하이터치보급협회 회장

집필 협력:

『질문기술』(2012년)

『바보 같은 사랑이야기』(2014년)에 그림책 치료사로 소개됨

〈기운 업! 마음 충만〉〈미소 짓는 아빠와 엄마 증량 대작전 – 서두르지 않는 육아〉 등

다수의 교육 강연을 진행함

【부록 곡 편곡】 ··

노자키 히로미치

어린 시절부터 고(故) 오사와 가즈오 스승에게 사사 받고 바이올린에 뛰어난 재능을 보였다.
이후 기계를 좋아해 피아노 조율사 양성학교를 졸업한 후 피아노 조율사가 된다. 독학으로 시
작한 컴퓨터를 이용하여 음악 제작을 하다가 작곡가의 길로 들어섰다. 가수 이토 도시히로의
노래를 다수 편곡하였으며, YOSAKOI, 뮤지컬, TV 프로그램(NHK뉴스, 기타니혼방송 다큐멘
터리, 튤립TV 다큐멘터리, 스카이퍼펙트TV 외 다수)과 폭넓은 장르에서 자신의 깊은 세계관
을 유감없이 발휘하고 있다.

【일러스트】 ··

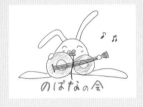

이와무라 에쓰코 (들꽃 모임)

[제10장]

들꽃 모임은 심신 건강 강좌를 통하여 치매를 예방하고
건강한 생활을 유지해 나갈 수 있도록 돕는 돗토리시의
자원봉사 단체임.

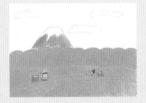

나카가와 노부코 (공립 돗토리환경대학교)

[제1장, 제2장]

【사진 제공】 ··

우키모토 마사코 (세포 교정의학 세포 교정사)

KI신서 7809

마음이 가벼워지는 동요 테라피

1판 1쇄 인쇄 2018년 10월 10일
1판 1쇄 발행 2018년 10월 17일

감수 및 편저 야마니시 도시히로
지은이 시오야 다카하루
옮긴이 정창열 · 미카미 유우코
펴낸이 김영곤 박선영 **펴낸곳** (주)북이십일 21세기북스

정보개발1팀장 이남경 **책임편집** 김선영
해외기획팀 임세은 이윤경 장수연
마케팅 본부장 이은정
마케팅1팀 최성환 나은경 송치헌
마케팅2팀 배상현 신혜진 조인선
마케팅3팀 한충희 김수현 최명열
표지 디자인 박선향 **본문 디자인** 손혜정
제작팀 이영민 **홍보팀장** 이혜연

출판등록 2000년 5월 6일 제406-2003-061호
주소 (우 10881) 경기도 파주시 회동길 201(문발동)
대표전화 031-955-2100 **팩스** 031-955-2151 **이메일** book21@book21.co.kr

(주)북이십일 경계를 허무는 콘텐츠 리더
21세기북스 채널에서 도서 정보와 다양한 영상자료, 이벤트를 만나세요!
페이스북 facebook.com/21cbooks **블로그** b.book21.com
인스타그램 instagram.com/book_twentyone **홈페이지** www.book21.com
서울대 가지 않아도 들을 수 있는 명강의! 〈서가명강〉
네이버 오디오클립, 팟빵, 팟캐스트에서 '서가명강'을 검색해 보세요!